M000209902

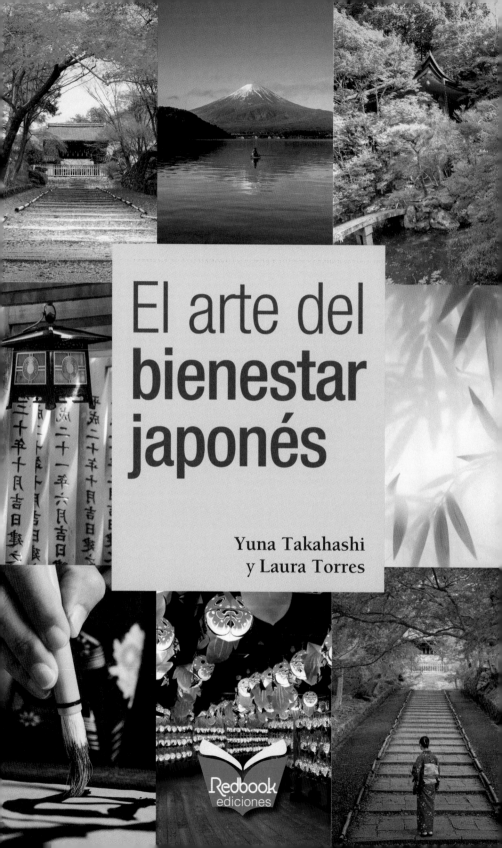

# El arte del
# bienestar
# japonés

Yuna Takahashi
y Laura Torres

Redbook
ediciones

© 2019, Redbook Ediciones, s. l., Barcelona

Diseño de cubierta: Regina Richling
Diseño de interior: Primo Tempo

ISBN: 978-84-9917-576-8
Depósito legal: B-21.929-2019

Impreso por Sagrafic, Passatge Carsi 6, 08025 Barcelona

Impreso en España - *Printed in Spain*

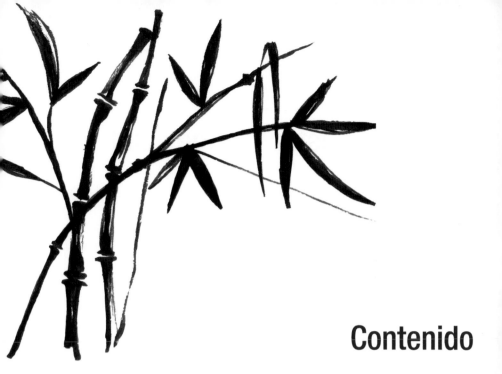

# Contenido

# Salud, bienestar y longevidad

En las últimas décadas, Japón aparece siempre entre los primeros países del mundo en salud y bienestar. Según el Índice de Progreso Social (SPI), en vivienda, sanidad, seguridad personal y acceso a educación superior, Japón suele estar entre los cinco primeros. Es también el primer o segundo país —según sea el año del estudio— en esperanza de vida.

Las cifras muestran que el crecimiento económico no explica por sí solo este fenómeno, ya que no conducen automáticamente al progreso social. Además, Japón es también el país con la menor tasa de homicidios en el mundo.

¿Qué es lo que hace diferente al Japón en salud, bienestar y longevidad del resto de países? Quizá la fortaleza de sus tradiciones y un profundo sentimiento de respeto hacia la naturaleza —solo el 5% de la población vive en el campo—, nos puedan dar algunas pistas, pero, como veremos a lo largo de este libro, vale la pena fijarnos en la manera tan especial y diferente en que los japoneses viven las emociones y sentimientos, porque aportan a sus vidas una profunda calma y tranquilidad interior que no deja de sorprendernos.

Os proponemos una visita a Japón para descubrir cómo las propuestas del ikigai, el ichigo-ichie, el Wabi-Sabi o el kintsugi son fenómenos muy enraizados en su cultura de autodescubrimiento, y se unen a un sentimiento tradicional de higiene y pureza (reflejado en los baños, por ejemplo) muy próximo a la naturaleza.

Tanto el popular calendario del florecimiento de los cerezos, cuyas fechas se siguen en todo el país, como las prácticas de Shinrin-yoku (baños de bosque para la salud), todo conduce a una longevidad como la de los habitantes de Okinawa, la «zona azul» más importante del planeta.

Comprobaremos también que su alimentación, radicalmente diferente del resto del mundo, contribuye a que allí casi se desconozcan enfermedades serias que son habituales entre nosotros.

Se trata de una sensibilidad especial. ¡Que la disfrutéis!

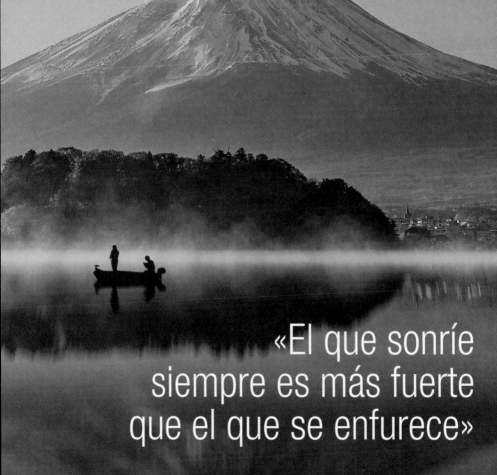

# 1. Mente, cuerpo y alma

«El que sonríe
siempre es más fuerte
que el que se enfurece»

# Do, el camino esencial

En japonés, chino y coreano, existen muchas palabras que contienen el kanji «do», cuya traducción literal sería «camino». El do o tao se originó en China cinco o seis siglos antes de cristo. Fue Lao-tzu quien desarrolló el tao (pronunciado «dao» en chino) y escribió sobre la importancia de seguir un camino, una doctrina, un código para unir el hombre con la naturaleza, para unir el cielo y la tierra.

Según Lao-Tzu, el tao es una especie de espíritu universal con el que nos podemos poner en contacto siguiendo el camino. Se dice que el tao no se puede entender o explicar, y que llegará a tu interior si sigues el camino y las enseñanzas de un maestro que lo haya conseguido.

Las ideas de Lao-Tzu se extendieron por Asia y llegaron a Japón a través del Budismo Zen (ver pág. 52). Durante siglos, se fue desarrollando una especie de sistema para que el alumno pudiera llegar a ser como el maestro, para que todos pudieran entender el do. Este sistema de aprendizaje se fue extendiendo a diferentes aspectos de la vida japonesa hasta nuestros días y consiste en:

• Establecimiento de una serie de patrones, modelos o formas conocidas como kata.
• Repetición de los katas durante años.
• Perfeccionamiento y búsqueda de la belleza en los katas «uniéndose» a ellos en una especie de iluminación.

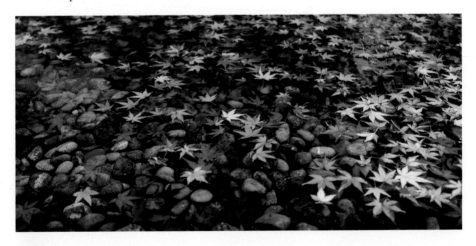

## ALGUNAS PALABRAS QUE CONTIENEN EL KANJI DO

Dokyo = El «camino» de la fe = taoísmo
Dotoku = El «camino» de la virtud = ética
Dori = El «camino» de la lógica = razón
Doraku = El «camino» del confort = entretenimiento
Dojo = El lugar del «camino» = sala de entrenamiento
Shado = El «camino» del té = ceremonia del té
Bushido = El camino del guerrero
Kendo = El camino de la espada
Kyudo = El «camino» arco = tiro con arco
Kado = El «camino» de la flor = lkebana
Aikido = El «camino» de la unión del espíritu y la mente
Judo = El «camino» de la flexibilidad

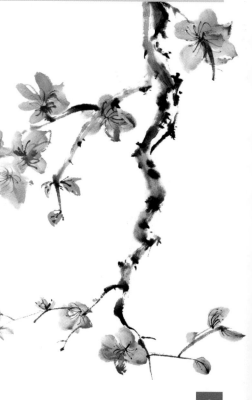

El propósito es que el alumno, a través de la repetición, no pueda despistarse. Imitar siempre al maestro creará disciplina. A base de repetir y repetir el alumno llegará a un estado de mushin = no-mente, no-espíritu.

Este estado de no-mente nos hace aceptar el mundo tal cual, y es una de las claves del entrenamiento para cualquier disciplinado, que empieza liberando la mente.

Este sistema de aprendizaje, este sistema para hacer las cosas, fue saliendo de las escuelas budistas y de las de artes marciales para ir introduciéndose en algunas disciplinas tradicionales, como el ikebana, la ceremonía del té y la caligrafía tradicional, que también encontraréis en este libro.

# Wabi-Sabi, la sencillez de lo efímero y la impermanencia

**La imperfección es bella**

«Demasiado bonito queda feo» me respondió un día un albañil que estaba trabajando en mi casa, cuando le señalé una pequeña imperfección que me pareció ver en el marco de una ventana.

Había algo juguetón en su actitud, pero era un buen profesional a quien le gustaba hacer bien su trabajo. Tiempo después descubrí que las palabras de Simón, el albañil al que debo las reformas del que ahora es mi acogedor hogar, reflejan a la perfección una antigua filosofía japonesa.

Se trata de toda una concepción estética y al mismo tiempo una filosofía de vida englobada bajo la expresión «Wabi-Sabi».

Wabi-Sabi hace referencia a la belleza de lo imperfecto, de lo perecedero, de lo incompleto. Esta concepción, como tantas otras cosas en la cultura japonesa, está inspirada en la observación de la naturaleza. Nada es perfecto en la naturaleza. o por lo menos no en el sentido geométrico-euclidiano en que concebimos la perfección en occidente, pues la naturaleza está llena de asimetrías; nada es imperecedero en la naturaleza, pues todo en la vida nace y muere, y está en cambio permanente; nada en la naturaleza está completo o acabado, pues la idea de completitud es tan sólo una abstracción creada por la mente del hombre.

«En el panteón de los valores estéticos japoneses, el Wabi-Sabi ocupa una posición similar a la que tienen los ideales de belleza y perfección de la antigua Grecia en Occidente.»

Leonard Koren

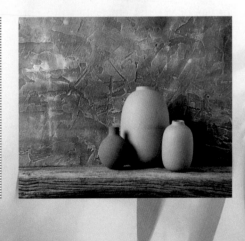

## Disfrutar el milagro de la vida

La expresión Wabi-Sabi es la unión de dos palabras originalmente independientes y que pasan a usarse para nombrar esta estética que surge como oposición al perfeccionismo chino del siglo XVI. Se ha inspirado en elementos tan diversos como la ceremonia del té, el arte japonés de la composición floral (ikebana), los haikus y el teatro Nô.

Como aseguran los practicantes, «cuando comprendamos el valor de lo imperfecto y lo efímero estaremos preparados para disfrutar, momento a momento. el milagro de existir».

> «Wabi es la sensación que nos provoca el cielo una tarde de otoño, la melancolía del color, cuando todo sonido ha sido silenciado. Esos momentos en los que por alguna razón que la mente no puede explicarse, las lágrimas comienzan a caer incontrolablemente.»
>
> KAMO NO CHOMEI

## La elegancia de la sencillez, la belleza de lo fugaz

Cuando los términos *wabi* y *sabi* se unen, lo hacen para describir una elegancia humilde, para dar nombre a cierto tipo de simplicidad muy especial. El arte Wabi-Sabi, como portavoz artístico del movimiento zen, se funda en las ideas de simplicidad, humildad y moderación y nos enseña a descubrir la belleza sencilla de las cosas, con toda su imperfección y fugacidad. Nada en la naturaleza tiene un carácter permanente, de ahí viene ese halo de melancolía que envuelve la belleza. Pero se trata de una melancolía que eleva el estado mental de aquel que la contempla, pues provoca un anhelo espiritual que nos hace crecer.

Todo cuanto existe en el universo está en constante movimiento y cambio; nada es eterno, nada existe desde siempre ni para siempre, todo tiene un comienzo y un fin. El arte Wabi-Sabi es capaz de encarnar o sugerir el esencial y evidente hecho de la impermanencia y por eso desencadena en el espectador una contemplación serena que va unida a la comprensión de la fugacidad de todo cuanto existe. Al ser conscientes de esta fugacidad contemplamos la vida desde otra perspectiva. Alguien puede llegar a conmoverse al contemplar una sencilla flor colocada en un viejo florero de bambú, pues puede llegar a presentir en ella un reflejo de la existencia y de nuestro destino como seres humanos.

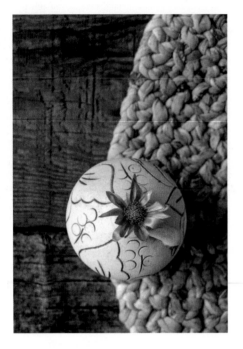

## Belleza efímera

El Wabi-Sabi está en la belleza efímera de una flor.

Este «arte de la belleza imperfecta» está inspirado en la observación que hacen los japoneses de la naturaleza. No nos habla de tendencias, modas o diseños, tan novedosos como pasajeros. Para dar un toque Wabi-Sabi a tu casa bastará con dejar de lado lo superfluo y accesorio, huir de los ambientes recargados y dejar que tu hogar respire un minimalismo natural, sencillo y acorde con la naturaleza.

Encontrarás Wabi-Sabi en los profundos nudos de una desgastada mesa de pino, en un ramo de flores silvestres, en las manchas de óxido de ese viejo baúl. El Wabi-Sabi es una estética que da la bienvenida al confort y a un sutil componente espiritual en el hogar. Es mucho más que un estilo de decoración, se trata de una forma de ver la vida.

Los japoneses creen que los momentos en que apreciamos la belleza son momentos de iluminación, o satori. Uno de esos momentos de iluminación se produce ante la belleza que no se puede explicar, que sólo puede ser experimentada.

## El zen de las cosas

El modelo estético del Wabi-Sabi está íntimamente asociado al budismo Zen (ver pág. 52). Originario de la India, el Zen pasó a China en el siglo VI y finalmente se introdujo en Japón alrededor del siglo XII. En la esencia, tanto del Wabi-Sabi como del zen, está presente

«Wabi es la expresión de la belleza como manifestación de la energía creativa que fluye a través de todas las cosas animadas e inanimadas. Es una belleza que, como la naturaleza misma, es a la vez oscura y luminosa, triste y jubilosa, dura y dócil. La belleza de esta fuerza natural no es perfecta, sino siempre cambiante y fuera del alcance.»

Makoto Ueda

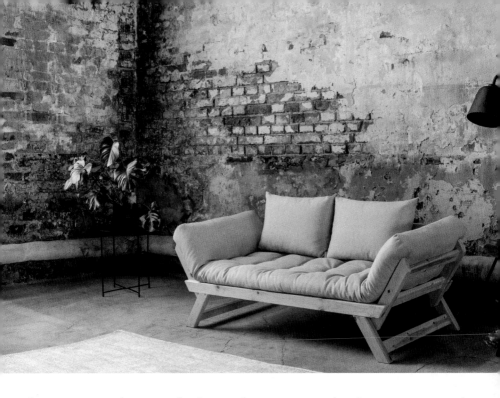

la importancia de trascender los modos convencionales de mirar y pensar las cosas. Por ello, muchos se refieren al Wabi-Sabi como «el zen de las cosas».

## La perfección de la imperfección

El Wabi-Sabi es el arte japonés de encontrar la belleza en la imperfección y la profundidad de la naturaleza; de aceptar el ciclo natural de crecimiento, decadencia y muerte. Es aprender a encontrar lo bello en lo sencillo, lento y ordenado.

Wabi-Sabi son los mercadillos en vez de los grandes almacenes; la madera vieja y no la melamina; el papel de arroz, no el vidrio. Wabi-Sabi son grietas, el óxido, las marcas que deja el paso del tiempo.

En el siglo XIV, un sacerdote llamado Kenko escribió sobre la importancia de apreciar la imperfección. En sus escritos preguntaba: «¿Deberíamos mirar las flores solo cuando están florecidas completamente, o la luna sólo cuando brilla en su esplendor?».

Una de las costumbres más curiosas y arraigadas en Japón se da en setiembre, cuando los japoneses acostumbran a organizar salidas al campo para observar la luna. Al contrario de los occidentales, no prefieren el esplendor de la luna llena, sino que acuden a contemplarla dos noches antes. En Japón prefieren las cosas imperfectas. Ellos encuentran la imperfección no solamente más atractiva, sino también más poderosa.

## Lo bonito y lo bello

Creen, por ejemplo, que las formas evocativas de los brotes a punto de abrirse tienen una capacidad mucho más bella y conmovedora que el esplendor de los árboles primaverales en flor.

El Wabi-Sabi es humilde; la clase de belleza calmada y modesta que espera pacientemente ser descubierta. Podríamos afirmar que se trata del rasgo más característico de lo que en Occidente consideramos la típica belleza tradicional japonesa.

Para los japoneses, es la diferencia entre *kirei* (simplemente bonito) y *omoshiroi*, el atractivo que late en la esfera de la belleza. (omoshiroi significa, literalmente, «cara blanca», pero sus significados abarcan desde lo fascinante a lo fantástico). Es la paz que se encuentra en un musgo, en el olor más bien mustio de los geranios, en el sabor amargo de un poderoso té verde matcha.

## La fuerza de lo simple

Como decimos, *wabi* proviene de «wa», que se refiere a la armonía, la paz, la tranquilidad y el equilibrio. Hablando normalmente, *wabi* tiene el significado original de tristeza, desolación y soledad, pero poéticamente ha venido a signi-

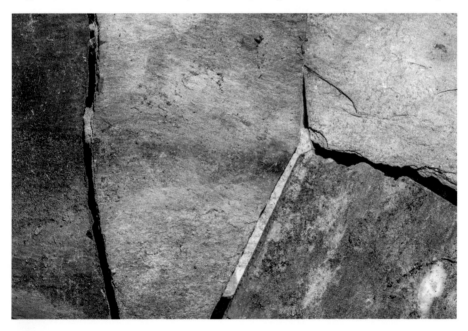

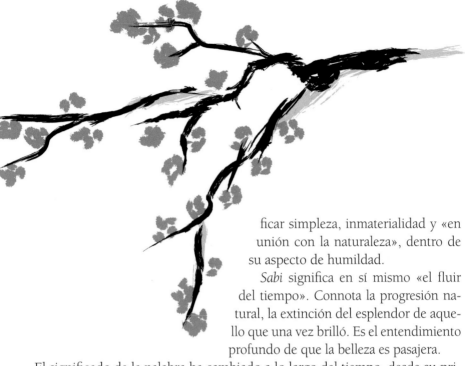

ficar simpleza, inmaterialidad y «en unión con la naturaleza», dentro de su aspecto de humildad.

*Sabi* significa en sí mismo «el fluir del tiempo». Connota la progresión natural, la extinción del esplendor de aquello que una vez brilló. Es el entendimiento profundo de que la belleza es pasajera.

El significado de la palabra ha cambiado a lo largo del tiempo, desde su primitiva definición «estar desconsolado», a la más neutra «envejecer». Las cosas «sabi» llevan la carga de sus años con gracia y dignidad: la recién moteada superficie de un recipiente de placa oxidado, el agrisado de la madera envejecida, el elegante marchitar de las ramas de los árboles en otoño.

Así que tenemos el wabi, que es humilde y simple, y el sabi, que es rústico y desgastado. Estos dos términos unidos dan lugar a una expresión que aúna ambos conceptos. Podemos preguntarnos: así pues, ¿la casa Wabi-Sabi está repleta de cosas que son humildes, sencillas, rústicas y desgastadas? Ésta sería una respuesta fácil. En la práctica, la suma de wabi y sabi es mucho más compleja. El Wabi Sabi japonés extrae directamente de la naturaleza sus tres ideas básicas:

- Nada es perfecto.
- Nada es permanente
- Nada está completo.

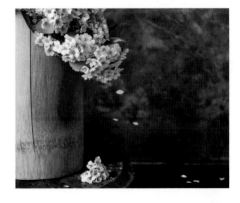

La belleza está íntimamente entrelazada con la imperfección y la impermanencia de las cosas y en aceptar pacífica y serenamente, el ciclo natural de crecimiento y decadencia inherentes a la vida.

## Lo bello y lo sutil

Muy a menudo, la concepción occidental de la belleza está relacionada con el reino de lo superfluo y lo accesorio. En contraste, la cultura japonesa ha entendido desde hace mucho tiempo la importancia de la moderación y la sutileza.

Un primer y claro ejemplo podría ser el de la pintura monocroma con tinta. La fuerza de los simples trazos de un pincel con un solo color es profundamente sugerente y nos muestra que la variedad de los matices de gris de la tinta no tiene límite. La habilidad y sensibilidad del pintor hace que un cuadro pintado únicamente con distintos tipos de pinceladas en tonos de grises logre evocar en nosotros el verdor de la primavera o, por el contrario, el frío invernal.

Las diferencias de los colores en la naturaleza a menudo son sutiles. Pensemos, por ejemplo, en un paisaje otoñal o en un árbol cubierto de nieve en invierno.

Si aprendemos a descubrir con nuestros ojos los sutiles contrastes que la naturaleza nos ofrece podremos imitarla al decorar nuestra casa.

## Opuesto a los ideales occidentales

El Wabi-Sabi es una apreciación estética de la evanescencia de la vida. El árbol exuberante del verano ahora es solo unas ramas desnudas bajo un cielo invernal. Todo lo que queda de una espléndida mansión son los cimientos desmoronados cubiertos de musgo y malas hierbas. Las imágenes Wabi-Sabi nos obligan a contemplar nuestra propia mortalidad, y evocan una soledad existencial y una delicada melancolía.

Por eso el Wabi-Sabi representa exactamente lo opuesto a los ideales occidentales de gran belleza como algo monumental, espectacular y duradero.

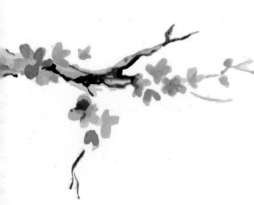

El Wabi-Sabi no se encuentra en los momentos de eclosión y exhuberancia de la naturaleza, sino en momentos de asentamiento y principio. El Wabi-Sabi no trata de flores maravillosas, árboles majestuosos, o escarpados paisajes. El Wabi-Sabi es lo intrascendente y lo oculto, lo provisional y lo efímero: cosas tan sutiles y evanescentes que resultan invisibles para la mirada ordinaria.

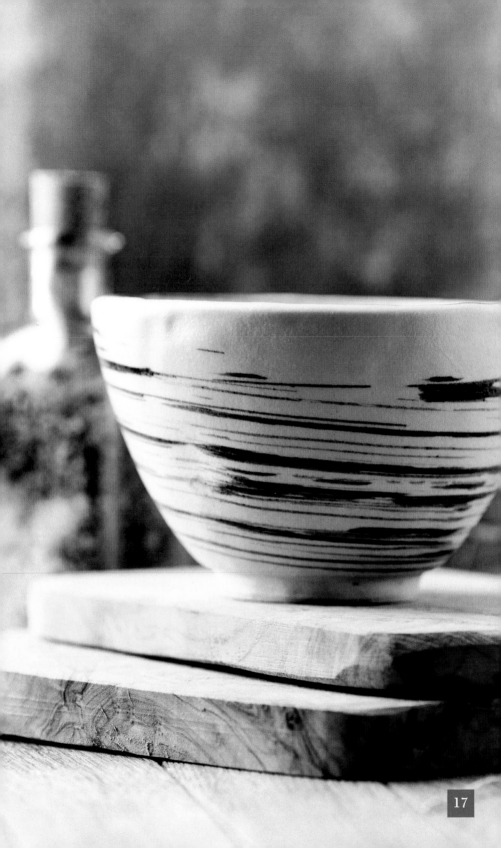

### Sugerir

El Wabi-Sabi sugiere los reinos más sutiles y toda la mecánica y dinámica de la existencia, mucho más allá de lo que nuestros sentidos corrientes pueden percibir  Estas fuerzas primitivas son evocadas en todo lo Wabi-Sabi, del mismo modo que los mandalas hindús o las catedrales medievales europeas fueron construidas para transmitir emocionalmente sus respectivos esquemas cósmicos.

### Materiales

Las cosas Wabi-Sabi están hechas de materiales que sacan a la luz estos sentimientos trascendentales. Desde el modo en que el papel de arroz transmite la luz con un brillo difuso hasta la forma en que la arcilla se agrieta al secarse. O la metamorfosis del color y la textura del metal cuando se deslustra y oxida. Todo esto representa las fuerzas físicas y las profundas estructuras que son la base de nuestro mundo de cada día.

### Como filosofía. «Encuentra el significado y olvida las palabras»

En Wabi-Sabi como filosofía, tras la apariencia hay la sugerencia de una presencia profunda. ¿También en las palabras?

«Una red para peces existe por causa de los peces. En cuanto consigues los peces, puedes olvidar la red. Una trampa para conejos existe por causa de los

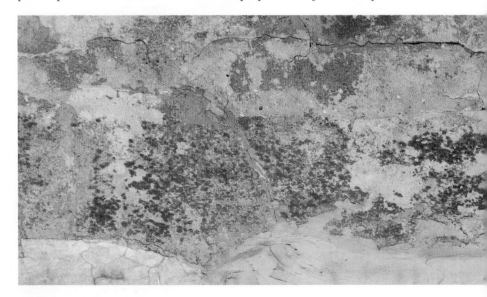

conejos. En cuanto tienes el conejo, puedes olvidar la trampa. Las palabras existen por causa del significado. En cuanto encuentras el significado, puedes olvidar las palabras.

¿Dónde podré encontrar a un hombre que haya olvidado las palabras para poder tener unas palabras con él?»

(Chuan Tse)

## La trampa de los deseos

«Cierto grado de comodidad física es necesario, pero más allá de cierto nivel ésta se convierte en un obstáculo y no en una ayuda. Crear un número ilimitado de deseos y buscar su satisfacción no es más que una trampa, y nos condena a la desilusión.»

## Las tres virtudes

«Hay tres virtudes preciosas que Lao-tse tenía en gran estima:

«La primera es la docilidad; la segunda en la frugalidad; la tercera es la humildad, ésta es la que me guarda de ponerme por encima de los demás.

Sé dócil y podrás ser atrevido; sé frugal y podrás ser generoso; evita ponerte por encima de los demás y podrás transformarte en un líder entre los hombres.»

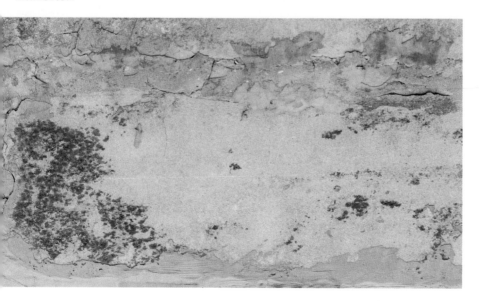

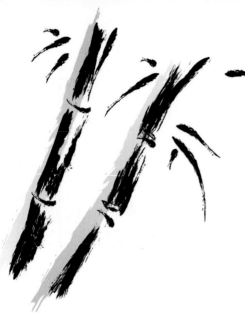

# Kintsugi, la belleza de la herida

### La cerámica y la imperfección. Reparación

El arte del kintsugi aparece en Japón en el siglo XV. Consiste en reparar un objeto roto, subrayando sus fisuras con oro, en lugar de ocultarlas. Pero su filosofía va más allá de una simple práctica artística, toca de cerca con la simbología de la curación y la resiliencia. El objeto roto, una vez curado y honrado, asume su pasado y, paradójicamente, se vuelve más resistente, más

> «Un fuego quemó mi casa. Ahora puedo contemplar la luna.»
>
> MIZUTA MASAHIDE (1657-1723)

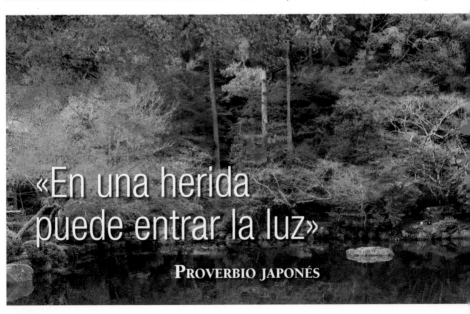

«En una herida puede entrar la luz»

PROVERBIO JAPONÉS

bello y más precioso que antes. Esta metáfora, desarrollada como si fuera un hilo conductor, ilumina cada etapa de cualquier proceso de curación, se trate de una herida física o emocional.

### Kintsugi y kintsukuroi

El término kintsugi procede del japonés kin («oro») y tsugi («juntura»); literalmente, pues, significa «juntura de oro». El arte del kintsugi se llama también kintsukuroi; que significa «zurcido con oro». Se trata de un proceso de reparación largo y extremadamente preciso, que consta de numerosas etapas, que duran varias semanas, incluso meses. De hecho, se dice que a veces se puede tardar un año en llevar a cabo un buen kintsugi.

Primero se reúnen los trocitos del objeto roto, se limpian y se pegan con una laca tradicional y natural procedente del árbol de la laca. El objeto se deja secar y luego se lija. A continuación, se subrayan las fisuras por medio de varias capas sucesivas de laca, que se espolvorean con oro o cualquier otro metal en polvo (plata, bronce, latón, cobre...) que, al mezclarse con la laca todavía

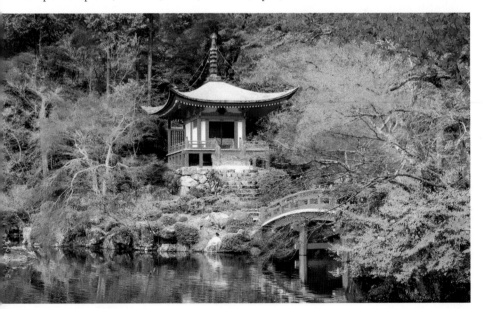

húmeda, parece un río de metal. Por último, se pule. Es entonces cuando el objeto revela todo su esplendor.

## La respuesta más elegante, creativa y sencilla

La leyenda cuenta que el sogún Ashikaga Yoshimasa (1435-1490) siempre utilizaba su cuenco favorito (chawan) para la ceremonia del té, hasta que un desdichado día se le rompió. Lo mandó a China, de donde procedía, para que lo repararan. El resultado, no obstante, le pareció muy decepcionante: tras largos meses, recibió el cuenco lleno de feas grapas metálicas que no solo lo desfiguraban, sino que, además, hacían que perdiera líquido. Entonces encargó a unos artesanos japoneses que encontraran una solución más funcional, pero, sobre todo, más estética. El arte del kintsugi estaba a punto de nacer.

¡Sería una gran «solución»! Casi todo el mundo se queda prendado del arte del kintsugi al descubrirlo. Es como una revelación y una técnica muy buscada: se dice que el arte del kintsugi es tan preciado que algunos estetas llegan a romper a propósito sus jarrones o cuencos para transformarlos.

Sin llegar a ese extremo, todos podemos también inspirarnos en la filosofía del kintsugi para curarnos, hasta encontrar nuestra propia unidad y esplendor.

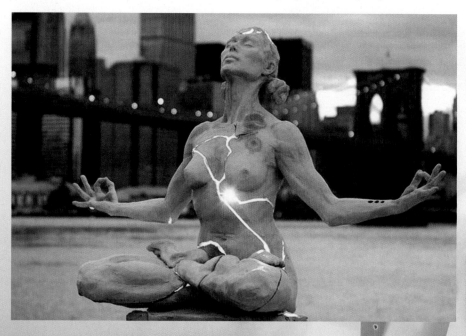

## Oro en tu vida: el espíritu del kintsugi

El kintsugi se inscribe en el pensamiento japonés del Wabi-Sabi, que nos invita a la contemplación y al desprendimiento respecto a la perfección. Subraya el carácter irreversible del paso del tiempo y el aspecto efímero de todo, apelando a apreciar la belleza humilde de las cosas sencillas, que muestran la pátina de los años y las pruebas.

El kintsugi o el arte de sublimar las heridas... El camino del kintsugi puede considerarse una forma de arteterapia, que invita a trascender tus experiencias y a transformar tu plomo en oro. Te recuerda que tus cicatrices, sean visibles o invisibles, son la prueba de que has superado las dificultades. Al materializar tu historia, te dan ánimo al proclamar tu supervivencia y resiliencia a las pruebas vitales.

Todos tenemos defectos y heridas. Todos hemos sufrido, todos hemos vivido pruebas difíciles. Tu vida, como la de todos, está jalonada de alegrías y tristezas, accidentes, traumatismos y estallidos de felicidad. Un recorrido vital como cualquier otro, a la vez único y universal. El kintsugi, con su fuerte simbolismo, centrado en la resiliencia y el optimismo, ayuda a cicatrizar, consolidar y recuperar el aliento y el brillo.

Sea cual sea tu herida, sea física o emocional, la energía del kintsugi ayuda a sostenernos y acompañarnos durante el proceso de curación. La herida es iniciática, desde una perspectiva espiritual, y puedes transformarla, lenta y pacientemente en oro, en un proceso alquímico. Ese será el comienzo de un nuevo ciclo que permite descubrir y experimentar tu propio brillo, cicatrizar tus heridas y transformar tus flaquezas en fuerzas.

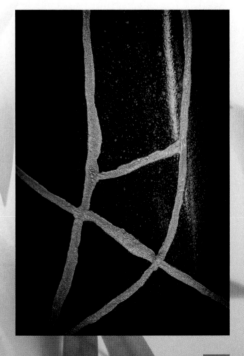

### La leyenda del jarrón roto

Según una leyenda, Sen no Rikyu (1522-1591), un famoso maestro de la ceremonia del té del emperador japonés, fue invitado a una cena. Su

## EN LA PRÁCTICA.
## LA TÉCNICA DEL KINTSUGI PASO A PASO

El arte del kintsugi sigue una ceremonia lenta y minuciosa, que requiere paciencia y concentración. Día tras día, semana tras semana, etapa tras etapa, el objeto se limpia, se venda, se cuida y se cura hasta que al fin queda sublimado. Estas son las fases del kintsugi tradicional, tal como las describe Céline Santini (ver pág. 167). Es una ocasión inmejorable para descubrir el placer de los gestos lentos y precisos, que invitan a entregarse con deleite a la plena consciencia del instante presente.

Encontrarás todo el material necesario en Internet, en tiendas al detalle o en kits listos para usar. Según tu grado de perfeccionismo y tu presupuesto, puedes seguir el método tradicional, con auténtica laca japonesa (urushi) y polvo de oro de veintidós quilates (recomendado para un uso alimentario), o simplemente inspirarte en la técnica, mezclando cola epoxi y pintura dorada o polvo de nácar.

### PRIMERA ETAPA: ROMPE
**Sufre:** un imprevisto, un movimiento en falso o un choque, y se produce una caída...
**Acepta:** recobra el ánimo y recoge los añicos.
**Decide:** elige dar una segunda oportunidad y una segunda vida al objeto en lugar de tirarlo.
**Elige:** estudia las distintas técnicas de reparación que existen y selecciona la que más te convenga: la técnica ilusionista (reparación invisible), la de las grapas (grapas metálicas a lo largo de la fisura) o el kintsugi (junturas doradas). Imagina: ¡sé creativo y atrévete a pensar de manera diferente!
**Visualiza:** concéntrate e imagínate el objeto reparado en todo su esplendor.

### SEGUNDA ETAPA: ENSAMBLA
**Prepara:** limpia los pedazos del objeto, reúne todas las herramientas (la espátula, la paleta, la laca, los pinceles, el polvo de oro, la caja de secado, las varillas, el aguarrás, el papel de lija, el algodón de seda...) y protégete con guantes.
**Reconstituye:** observa y ensambla el «puzle» para preparar la reparación.
**Transforma:** ¡convierte el veneno en un antídoto! La laca (urushi) que se utiliza como aglutinante para pegar las piezas es natural. Se obtiene directamente de la resina del árbol de la laca. Como es muy irritante, conviene protegerse a la hora de aplicarla. Sin embargo, una vez seca, endurece y repara el objeto a la perfección, al mismo tiempo que pierde su toxicidad.

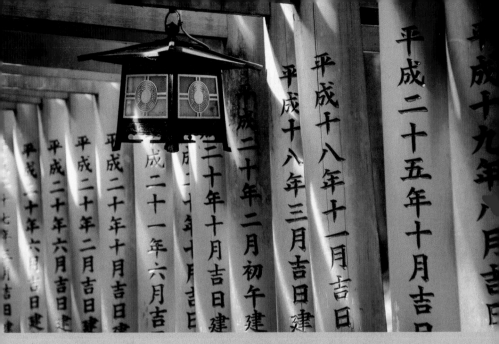

**Reúne:** prepara y aplica el aglutinante (mugi-urushi, una mezcla de harina y de laca urushi) por los dos lados de la rotura con una espátula, y pega las piezas para reconstruir el objeto.

**Completa:** si falta alguna pieza, prepara un aglutinante (sabi-urushi) mezclando laca (urushi) con polvo de roca (tonoko) y, con esta pasta, recréala pacientemente.

**Mezcla:** si te inspira, incluso puedes elegir una pieza procedente de otro objeto para llenar el vacío de manera original (técnica del yobi-tsugi). (!)

### TERCERA ETAPA: ESPERA

**Retira:** rasca la materia superflua con alguna herramienta (una navaja, un palillo, un cúter, una espátula fina ... ) y, a continuación, límpialo con aguarrás.

**Aguanta:** mantén las piezas en su lugar con cinta adhesiva protectora o unas gomas.

**Deja respirar:** como la laca (urushi) está viva, paradójicamente, debe respirar para secarse y endurecerse. Prepara una caja de cartón cerrada (muro) y, en el fondo, pon una tela y algunas varillas para colocar el objeto encima, como si estuviera encima de una rejilla.

**Deposita:** la laca se endurece mejor si la humedad oscila entre el 75 y el 90% e, idealmente, a más de veinte grados. Por tanto, coloca el objeto en la caja y mantén la temperatura y la humedad constantes.

**Limpia:** en cada etapa, limpia los instrumentos (las espátulas, las copelas, los pinceles...) con aguarrás o aceite vegetal y guarda el material para la próxima vez.

**Sé paciente:** espera a que el objeto se seque en la caja entre siete y catorce días.

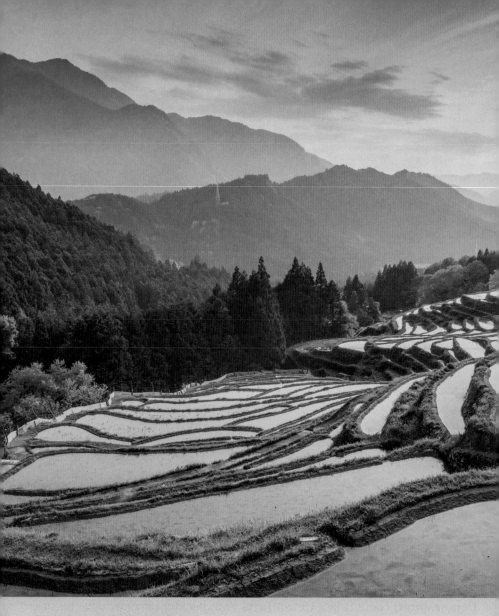

## CUARTA ETAPA: REPARA

**Pule:** cuando el objeto esté completamente seco, limpia los restos del aglutinante con un cúter y aguarrás, y luego alisa la superficie con papel de lija. Entonces el objeto solo tendrá una cicatriz de color marrón.

**Toca:** algunas irregularidades son difíciles de distinguir a ojo. Con el tacto, comprueba que la superficie haya quedado perfectamente plana, pasando el dedo por las marcas de las roturas.

**Aplica:** con un pincel muy fino, aplica en todas las cicatrices del objeto una primera capa de laca negra (roiro-urushi).

**Concéntrate:** respira de manera regular, concéntrate y haz gestos lentos, medidos y precisos para dibujar una línea lo más fina posible. Déjalo secar en la caja (muro) entre una y dos semanas.

**Añade:** pule la superficie y luego aplica de nuevo una segunda capa muy fina de laca roja (e-urushi o neri bengara-urushi).

**Reanima:** ahora las cicatrices están recubiertas de una hermosa laca roja -como unas venas brillantes y bien irrigadas- que han curado el objeto y le han dado una nueva vida. Guárdalo en la caja media hora más.

## QUINTA ETAPA: REVELA

**Ilumina:** pon el polvo de oro en un pincel o en un aplicador y espolvoréalo delicadamente sobre la laca todavía pegajosa (sin tocarla, porque aún está fresca).

**Recupera:** con un pincel, recoge el polvo de oro sobrante para tu próxima creación. Guarda el objeto otra vez en la caja (muro) durante dos o tres días para que se seque y se endurezca.

**Desvela:** cuando la laca se haya secado, pasa una bola de algodón de seda para retirar el exceso de polvo de oro y dejar al descubierto las cicatrices doradas.

**Protege:** aplica otra capa fina de laca protectora para estabilizar el oro, que sellarás deficadamente al cabo de cinco minutos. Déjalo secar de nuevo durante veinticuatro horas.

**Personaliza:** elige el utensilio que te resulte más práctico y atractivo para pulir el oro. Algunos maestros kintsugi utilizan una piedra de ágata, otros marfil, dientes de pescado, una piedra de hematites...

**Resplandece:** pule el objeto con una mezcla de aceite y polvo, y con el pulidor que hayas elegido para que el oro brille.

## SEXTA ETAPA: SUBLIMA

**Observa:** aléjate un poco y contempla el objeto reparado y sublimado en toda su unidad, mostrando con orgullo sus cicatrices doradas.

**Admira:** fíjate en cómo el objeto roto se ha reencarnado en una obra de arte preciosa, única y de valor incalculable.

**Contempla:** recuerda la historia que lleva el objeto en las cicatrices.

**Siente:** la laca se ha endurecido al secarse; toma consciencia de que el objeto es mucho más sólido que antes de repararlo.

**Asume:** acepta la imperfección con orgullo. Después de la rotura y la reparación, el objeto todavía es más bello y valioso.

**Expón:** muestra tu creación a la gente de tu entorno. Cuenta su historia con el fin de inspirar a los demás y transmitirles la idea de que es posible reparar las cosas.

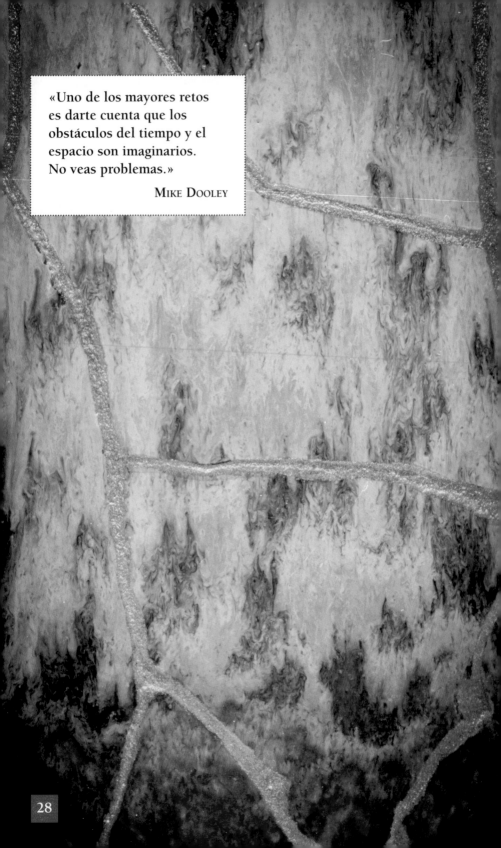

«Uno de los mayores retos
es darte cuenta que los
obstáculos del tiempo y el
espacio son imaginarios.
No veas problemas.»

MIKE DOOLEY

anfitrión, para agasajarlo, le obsequió un exquisito jarrón chino muy antiguo. Sin embargo, Rikyu ni siquiera le prestó atención; se limitó a comentar el paisaje y a admirar la rama de un árbol que se mecía suavemente con el viento. En cuanto se marchó, su anfitrión, ciego de ira, hizo añicos el jarrón. Sus amigos, que eran más clarividentes, recogieron todos los pedazos y lo repararon siguiendo el arte del kintsugi. En su siguiente visita, Sen no Rikyu se fijó enseguida en el jarrón, iluminado por sus cicatrices doradas: «¡Ahora es magnífico!», exclamó.

## El valor de la herida

A lo largo de nuestras preciosas existencias viviremos pedacitos de dolor, forjaremos heridas, y las guardaremos como preciosos secretos que nadie debe descubrir… No nos han enseñado el valor de la herida, la sabiduría de la grieta en el alma. No conocemos el lenguaje de nuestras fracturas.

Acompañemos al hilo dorado conector, sanador de fragilidades y roturas, acompañemos ese camino con nuestra consciencia. Si miramos hacia atrás, muy probablemente descubriremos que nuestras fracturas son las mismas que llevaron nuestros ancestros. Pasándonos el honor de sanarlos de unos a otros. Cuando un alma se rompe un poquito, los hilos de oro de nuestro corazón salen a recomponer los trocitos, a curarlos con amor, a soldar la herida con oro, y después la pulen y abrillantan orgullosos de sus grietas. Cada vez que un alma se rompe un poquito y se deja amar… crece y crece en el amor y la sencillez, se expande la grandeza de su corazón más allá de los contornos físicos que la contienen. Y no sólo se embellece a sí misma con el hilo dorado del amor, sino que conecta con las heridas de otras almas también.

Kintsukuroi es una técnica de origen japonés para arreglar piezas de cerámica rotas, con barniz de resina espolvoreado o mezclado con polvo de oro, plata o platino. Forma parte de una filosofía que plantea que las roturas y reparaciones forman parte de la historia de un objeto y deben mostrarse en lugar de ocultarse, incorporarse y además hacerlo para embellecer el objeto, poniendo de manifiesto su transformación e historia. A lo largo de su existencia, cada ser humano será como estas vasijas de Kintsukuroi.

Aquello que buscas es aquello que has venido a ofrecer al mundo. Al unir tus pedazos fracturados, te transformas en otro recipiente con una valiosísima sabiduría añadida. Son tus fracturas, tu historia, el camino que has recorrido. Tu vida.

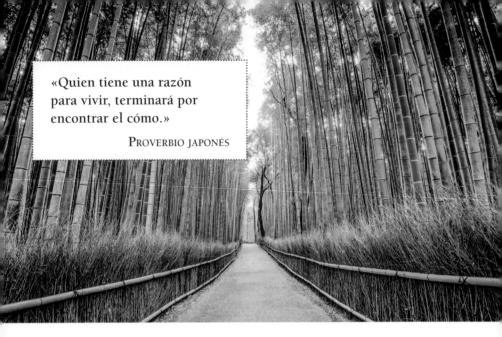

> «Quien tiene una razón
> para vivir, terminará por
> encontrar el cómo.»
>
> PROVERBIO JAPONÉS

# Ikigai: ¿cuál es tu propósito?

Todos tenemos una llama por dentro, que se nos muestra de forma más o menos fulgurante en diferentes etapas de nuestra vida. Avivar esa llama brillante depende de cada uno. Como se sabe, Japón sigue a la cabeza, desde hace muchos años, en esperanza de vida. Son la población en conjunto con una esperanza de vida más larga y feliz del mundo. Hay una parte genética, pero el tipo de alimentación, el estilo de vida y un sistema sanitario excelente contribuyen también a ese fenómeno. Sin embargo, un japonés nos diría que esta tendencia a la longevidad se debe a una ética profesional sólida y a una mentalidad tal vez menos creativa que otras, pero capaz de concretar. Otras sociedades tienen dietas y estilos de vida saludables, así que ¿qué es lo que diferencia al Japón? Ellos tienen ikigai.

En japonés, ikigai puede traducirse como «razón de ser», o bien, en una adaptación libre, como «la felicidad de estar siempre ocupado». Ikigai es aquello que proporciona una maravillosa riqueza a nuestra vida, lo que le da sentido, pero cada persona no encuentra su ikigai de forma consciente. Es el tiempo, quien lo va revelando poco a poco, en momentos que ayudan a descubrirnos a nosotros mismos. El ikigai fluye constantemente, nunca termina de completarse. Pero si tenéis la suerte de trabajar en algo que os gusta, con personas inspiradoras y de talento, vuestro ikigai se os estará mostrando de forma evidente.

Esta satisfacción y felicidad que se obtienen de la tarea diaria no existirían si la persona no cree en sí misma. Junto a las habilidades y conocimientos que

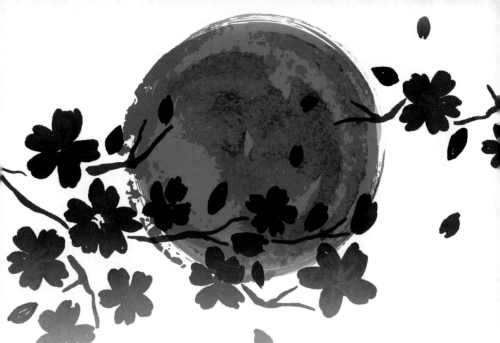

compartimos, están la capacidad de hacer el trabajo, y de saber colocarnos en el lugar que razonablemente nos corresponde. Es una satisfacción íntima, no tan relacionada con la seguridad o el poder, sino más bien con la búsqueda interior y la realización personal. Y también con el equilibrio.

Puede ser que el trabajo no proporcione suficiente satisfacción, pero en cambio será entonces la familia, los amigos y el hogar los que contribuirán a este equilibrio, a enriquecer y a llenar de sentido tu ikigai.

## Más allá de la zona de confort

De todas formas nada se conseguirá con una actitud pasiva. Saber cuál es nuestro ikigai no significa quedarnos en nuestra zona de confort, conviene desafiarnos ampliando las fronteras.

Sea en casa o en el trabajo, toda relación implica mucho esfuerzo, dedicación y comunicación para el mantenimiento de las cosas. Es nuestro propio ikigai lo que, en los momentos más oscuros, nos ayudará a alcanzar lo que buscamos, si tenemos una meta y una motivación concretas. Se dice que si el ikigai es como el combustible, primero hay que ¡encender el motor!

## Cómo encontrar tu ikigai

El ikigai se encuentra en lo más profundo de nuestro ser. Lo más probable es que ya sepas qué te hace feliz, solo que no te has parado a pensar en ello como el «propósito de tu vida» (es algo que suele sonar demasiado potente). Encontrar tu ikigai está en el centro de quién eres como persona y es el resultado de una combinación de factores.

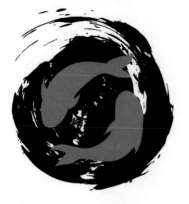

Muy a menudo se nos obliga a ponernos etiquetas («¿Cuál es tu profesión?» o la temida pregunta rompehielos: «¿Y a qué te dedicas?»), o a sintetizar toda nuestra esencia o personalidad en 140 caracteres. Aunque puede resultar un ejercicio divertido, en realidad somos mucho más complejos.

En japonés existe el dicho «Diez personas, diez colores», y lo cierto es que todos somos diferentes. Todos tenemos diferentes prioridades, y la una no tiene por qué ser mejor que la otra, y por eso algunas personas hallarán su ikigai, por ejemplo, en los hijos, mientras que para otras estará en su trabajo. Pero en todas, el motor principal para una larga vida se sustenta en un ingrediente básico: las ganas de vivir. La motivación. El ikigai.

En cuatro preguntas puedes iniciar este viaje interno de descubrimiento de conocimiento personal para encontrar aquello en lo que somos buenos, lo que se nos da bien y nos gusta hacer:
- ¿Qué es lo que amas hacer?
- ¿Qué es lo que el mundo necesita de ti?
- ¿En qué eres bueno?
- ¿Pueden pagarte por lo que haces?

También puedes seguir el sistema de las tres listas:
- Tus valores
- Las cosas que te gusta hacer
- Las cosas para las que eres bueno

## Descubrimientos

Un buen amigo, y reconocido escritor, pudo comprobar por sí mismo el descubrimiento de su propi ikigai. Francesc Miralles ya había escrito más de 30 libros sobre psicología, espiritualidad y desarrollo personal, de gran éxito en todo el mundo. Pero no pensaba en ser escritor. Al principio, cuando le preguntaban por su profesión, siempre respondía «viajar». Por eso trabajó en los oficios más diversos para viajar, que entonces era su ikigai. También estudió piano y filología alemana… después de cambiar de carrera varias veces, cuando durante algunos años se convirtió en profesor de academia, descubrió que le gustaba inspirar a las personas. Sin embargo, después trabajó de traductor, de editor y de escritor de libros con pseudónimo, hasta que la vida lo fue llevando hasta la escritura.

¿Se puede descubrir el propio ikigai? En terapia podemos utilizar el test negativo de Jodorowski, que decía: «si no sabes lo que te gusta, haz una lista de todo lo que no te gusta y, por eliminación, al final llegarás». Es una técnica que se usa en los talleres de novela cuando el autor se queda bloqueado porque no sabe cómo seguir. Entonces apunta todo lo que no le va a ocurrir al protagonista.

Puede llevar algo de tiempo, pero con ese juego hay algo que se va aflojando y al final aparece lo que sí es. Es el método científico, prueba y error. A veces, sobre todo cuando son personas muy inquietas, muy artísticas, pueden probar muchas más cosas, escribir, tocar un instrumento, la fotografía, la pintura… Encontrar lo que Ken Robinson llama "el elemento", como el agua para los peces. Todos tenemos uno, solo hay que descubrirlo.

Se reconoce a través de tres aspectos: primero, es algo que se te da muy bien, que haces con mucha facilidad. Si te sientas frente al piano y tardas cinco horas en sacar una canción, probablemente no es tu elemento. El segundo punto es que te diviertes haciéndolo, el tiempo se pasa volando. Y el tercero es que resulta útil a los demás en algún sentido, quizás los amigos recurren a ti para pedirte ayuda en ese campo. Seguramente es un talento que puedes convertir en tu modo de vida.

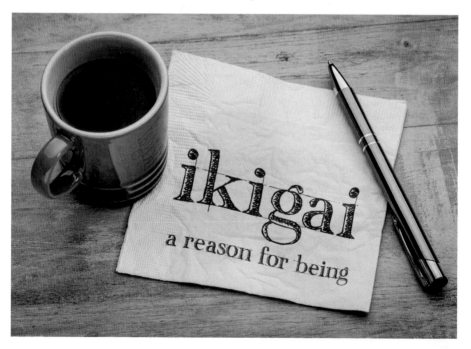

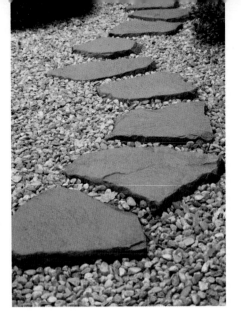

### Tentaciones

Pero hay «tentaciones» que nos alejan de nuestro ikigai. Las redes sociales reducen mucho la atención en lo que estamos haciendo. Nuestro tiempo libre pierde calidad porque dejamos de estar 100% presentes en lo que hacemos. Un mensaje de whatsapp, un tweet, el correo electrónico… impiden que lleguemos a ese estado de *flow* que requiere el cultivo de cualquier pasión. Atender muchas cosas a la vez, además, nos deja agotados: hay estudios que demuestran si estás escribiendo, por ejemplo, y sales y entras continuamente para revisar las redes sociales, el esfuerzo que haces en increíble. Acabamos planchados. El multitasking es un gran enemigo del ikigai o de cualquier talento que quieras desarrollar.

Descubrir el ikigai no es una garantía de felicidad… pero ayuda mucho. Ha habido grandes artistas que eran infelices por otros motivos, porque tenían problemas mentales o conflictos familiares o porque no encontraban una manera de estar en pareja… Pero en general una persona que tiene una pasión es mucho más feliz. No tienes que pensar en cómo ocupar tu tiempo, o llenarlo viendo la televisión.

Cuando desarrollamos nuestra pasión podremos olvidarnos de algunos pensamientos pesados (lo que me falta, lo que me hizo mi padre, mi discusión con la vecina), con lo cual aligeraremos la presión de este tipo de carga.

Y además, cuando realizas tu ikigai entras en estado de fluidez («flow»), te integras con lo que haces, te absorbe absolutamente, y esa es una definición de felicidad.

### ¿Para qué vives?

Este pequeño relato nos ayudará a comprender mejor el ikigai:

En una minúscula aldea japonesa una mujer se debatía entre la vida y la muerte. De pronto tuvo la sensación

## 10 LEYES BÁSICAS DEL IKIGAI

1. Mantente siempre activo, nunca te retires.
2. Tómatelo con calma (las técnicas de relajación pueden ayudar, si fiera necesario.
3. Come sin llenarte del todo. La relación 80/20 (quedarnos con un poquito de hambre tras la comida) favorece la salud y larga vida.
4. Rodéate de buenos amigos.
5. Ponte en forma para tu próximo cumpleaños.
6. Sonríe.
7. Reconecta con la naturaleza.
8. Da las gracias.
9. Vive el momento.
10. Sigue tu ikigai.

de ser separada de su cuerpo y subida al cielo, donde creyó escuchar la voz de sus antepasados.

—¿Quién eres? —le dijo una voz.

—Soy la mujer del tendero —dijo ella.

—Yo no te pregunté de quién eres mujer, sino quién eres tú.

—Soy la mama de tres hijos, contestó.

—No te he solicitado que me contestes cuántos hijos tienes, sino quién eres.

—Soy una maestra de colegio.

—No quiero saber cuál es tu profesión, sino quién eres.

La mujer no parecía dar una contestación adecuada a la pregunta, hasta que dijo:

—Soy quien se despierta cada día para cuidar y amar a mi familia y ayudar a que se desarrollen las mentes de los niños en mi escuela.

Después de esa respuesta no hubo más preguntas. A la mañana siguiente, se despertó sintiendo un profundo sentido de su propósito y sentido vital: había descubierto su ikigai.

### Para despertar tu verdadera pasión (y cumplir tus propósitos vitales)

La mayoría de empresas japonesas dan mucha importancia al proceso y a la mejora constante. Por eso a sus

«Si lo intentas, puede que lo logres. Si no lo intentas, no lo lograrás. Esto es así en todo. No lograrlo es el resultado de no intentarlo.»

PROVERBIO JAPONÉS

empleados no les suelen llover los halagos, porque el trabajo nunca está del todo terminado. Con el tiempo, siempre hay algo nuevo que aprender, y detalles que pueden mejorarse.

Dejaremos de lado la cultura del trabajo japonesa y el nomikai (copas, karaoke y la socialización con los compañeros después del trabajo). Nos fijaremos más en la importancia de un equilibrio entre la vida personal y la profesional, y de hecho, ver a tus compañeros fuera del trabajo puede ser una ayuda para construir relaciones más sólidas con ellos, ser más consciente de sus motivaciones y, simplemente, a verlos desde otro punto de vista.

No hay nada como bailar canciones de Madonna con tu superior y tus compañeros en una boda para ver una parte de ellos que jamás afloraría en una reunión con un cliente.

## El agradecimiento y las amistades

«Otsukaresama» es algo que podría decirse a un compañero a un amigo tras un duro día o semana de trabajo. La traducción literal de «otsukaresama » es «Estás cansado», pero en esencia se trata de reconocer el esfuerzo de otra per-

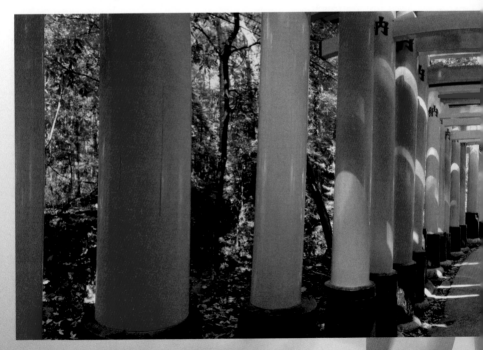

sona y de mostrar que lo valoras y lo agradeces: «Has trabajado tanto que estás cansado. Quiero que sepas que me doy cuenta y lo agradezco».

Sin embargo, a los occidentales les suele costar entender el otsukaresama porque decirle a alguien que está cansado podría malinterpretarse.

Siempre es bueno saber quién estará ahí cuando las cosas se pongan feas. Este antiguo proverbio me parece muy acertado, y ser consciente de ello me ha aportado mucha claridad. Pero recuerda que las amistades deben ser bidireccionales y que siempre debe importar más la calidad que la cantidad. Sin embargo, también es importante no cerrarle la puerta a nadie, ya que nunca se sabe qué dificultades puede estar sufriendo en su interior.

La buena amistad comporta una buena capacidad para poder tener conversaciones difíciles. Tus mejores amigos lo son porque no les da miedo llamarte la atención, y tú también deberías hacerlo. Si alguien te importa, tienes la responsabilidad de pedirles explicaciones (y ellos a ti); al final, vuestra relación saldrá reforzada. Y recordemos que…

«La persona correcta te va a dar cosas que ni siquiera sabías que querías, y lo va a hacer sin que se lo pidas, sólo por verte feliz.»

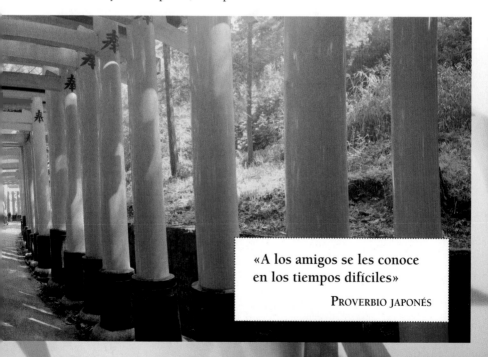

«A los amigos se les conoce en los tiempos difíciles»

PROVERBIO JAPONÉS

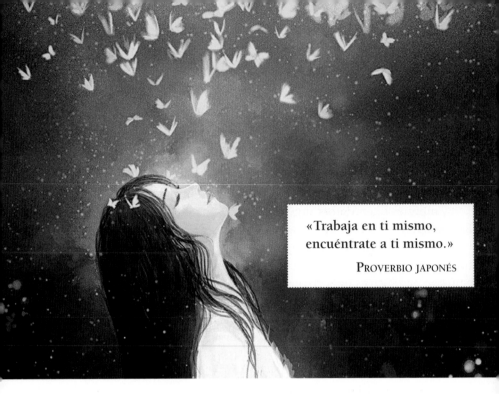

> «Trabaja en ti mismo,
> encuéntrate a ti mismo.»
>
> PROVERBIO JAPONÉS

## Ikigai y la vida amorosa

En japonés hay dos maneras de definir lo que entendemos por «amor»: *koi* y *ai*. «Koi» es el amor romántico. Surge principalmente de uno mismo, puede ir en una sola dirección y puede ser no correspondido. El enamoramiento, el anhelo, el deseo, el querer, la pasión: todos ellos son koi.

«Ai», en cambio, es el amor absoluto. A diferencia de koi, que puede ser egoísta, ai es todo lo contrario. Serviría para describir el amor de un padre o de una madre. Es un amor mutuo, inquebrantable. Una buena forma de diferenciarlos sería pensar que koi siempre significa querer o buscar, mientras que ai siempre significa dar.

En general, a diferencia de la mayoría de las relaciones occidentales, muchas relaciones amorosas japonesas empiezan con una gran confesión que se conoce como «kokuhaku». Uno de los implicados profesa su amor por el otro justo al inicio, con la intención (y la esperanza) de ser correspondido. La otra persona puede o bien aceptar o bien rechazar el kokuhaku.

El proceso hasta obtener una respuesta a una confesión de este tipo puede ser bastante largo, tanto como el periodo que se extiende entre el día de San Valentín y el Día Blanco.

En San Valentín, las personas (normalmente las mujeres) regalan bombones al objeto de su afecto. Entonces deben aguantar la insoportable espera de un mes hasta que llega el Día Blanco (el 14 de marzo) y descubren qué reciben a cambio. ¡Ah, la agonía de la espera! Y por si el campo de minas emocional que ya han atravesado fuera poco, puede que lo que reciban sea «giri-choco», es decir, chocolate que se regala por compromiso.

Por otra parte, la vida familiar es increíblemente importante, y gracias a la larga esperanza de vida de Japón, en la mayoría de las familias se establecen relaciones cercanas entre distintas generaciones.

## Concentración

Casi sin ser conscientes de ello, En el Japón la limpieza y el orden ayudan a la concentración. Si viajáis allí os sorprenderéis de la poca basura que hay en el centro de Tokio. El respeto por el espacio común está muy arraigado en los japoneses, y los fumadores incluso llevan ceniceros portátiles consigo para no ensuciar las calles. Y en cuanto al orden, Marie Kondo ha enseñado al mundo cómo podemos vivir con las cosas ordenadas en poco espacio.

Este orden y organización que ayudan a concentrarnos y a cuidar mejor de nosotros mismos y de nuestras personas cercanas. Son elementos esenciales de la vida cotidiana, con la ventaja de que nos ayudan a ahorrar tiempo, ser más eficientes y de que todo resulte más agradable, e incluso bello, en la vida cotidiana.

En cuanto a los ejercicios físicos relacionados, tanto la tradicional calistenia como la bicicleta, son dos buenas ayudas. Montar en bicicleta en Japón es una auténtica delicia, sobre todo en Kioto. En cuanto a la calistenia, es bastante común que se utilice en los colegios como calentamiento, antes de la clase de gimnasia o educación física. Y muchas empresas todavía hacen que sus empleados la practiquen, porque activar los músculos por la mañana ayuda mucho a despertarse y a concentrarse (no hay excusas, porque muchos de los ejercicios podemos hacerlos sentados…).

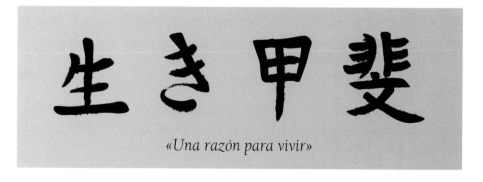

*«Una razón para vivir»*

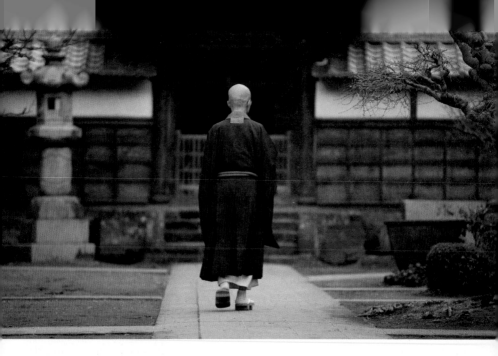

# Koan, una pregunta abierta a lo desconocido

Los koan son pequeñas historietas con forma de adivinanza; fábulas que usaban los maestros zen (ver pág. 52) para enseñar y ejemplificar con ellas a sus alumnos.

Según la filosofía zen, no se puede enseñar con palabras lo que es el zen, sino que es el propio alumno el que debe aprender por sí solo, y por tanto se necesitan metáforas para ello. Esto significa que en la relación maestro alumno, el maestro tiene la función de guiar al alumno.

Una de las formas para conseguirlo es utilizando los koan que no contienen información en sí mismos, pero ayudan a que el alumno, sin darse cuenta, pueda llegar a un mayor entendimiento del universo. Es como intentar comunicar algo sin decirlo directamente, algo que en cierta medida ha llegado hasta la mente de los japoneses de hoy en día y sobre todo a los escritores japoneses.

Quizá uno de los koan más conocidos es aquel que dice: «*Apago la luz. ¿Dónde se ha ido?*». O este otro: «*Estás aplaudiendo y reconoces el sonido. ¿Cómo suena con una sola mano?*».

Un discípulo pregunta al Maestro cómo podría demostrar la verdad del Zen. El Maestro levanta un palo que tenia en la mano. El alumno le pregunta: - ¿Esto es todo?, ¿no hay nada más?

Entonces el Maestro baja el palo.

Veamos un koan que nos intenta acercar al entendimiento de que el universo es inmutable y es nuestra mente la que lo interpreta a su manera:

*Dos monjes estaban discutiendo acerca de una bandera.*

*Uno dijo: «La bandera se está moviendo.» El otro dijo: «No, es el viento lo que se está moviendo.» Sucedió que el sexto patriarca, Zenón, pasaba justamente por ahí y les dijo: «Ni el viento, ni la bandera; es vuestra mente, lo que se está moviendo.»*

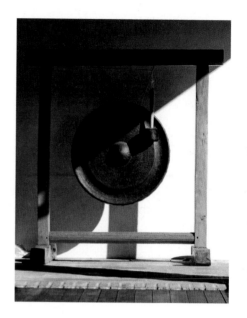

Al terminar de leer un koan nos quedamos sorprendidos, por unos instantes sin entender hacia dónde vamos, y qué es lo que pretende, pero es la reflexión posterior la que nos ayudará a comprender.

En ese estado de perplejidad, nuestro cerebro comienza a pensar de forma no lógica y nuestros pensamientos se tambalean. De esta forma, podremos avanzar hacia la iluminación.

Un monje preguntó al Maestro:

- *¿Qué es el Tao? El Maestro dice:*

- *Entra.*

- *Bien, ¿y qué más?*

- *Sal.*

En otra ocasión, Joshu preguntó al maestro Nanse:

- *¿Cuál es el verdadero Camino?*

- *El camino de cada día es el verdadero Camino.*

- *¿Puedo estudiarlo?*

- *Cuanto más lo estudies, más te alejarás del Camino.*

*Joshu, intrigado, añadió:*

- *Si no lo estudio, ¿cómo puedo conocerlo?*

Nansen respondió:

- *El Camino no es de las cosas que se ven, ni de las cosas que no se ven. No es de las cosas conocidas, ni de las cosas desconocidas. No lo busques, ni lo estudies, ni lo nombres. Para alcanzarlo, ábrete con la amplitud del cielo.*

## El sentido del koan

El koan tiene como objetivo romper las pautas normales de pensamiento e introducirse en una súbita conciencia de iluminación. La idea que inspira este método es que el hábito de la lógica, de las ideas y las cosas, impide tomar contacto con la realidad última.

Cuando el discípulo explica sus ideas lógicas como respuesta a un koan, probablemente no esté pensando en la dirección adecuada a la enseñanza que se le pretende impartir. El zen no es una disciplina intelectual basada en la dialéctica, sino algo que opera más allá de la lógica, buscando una verdad que es certera por intuitiva y por ello, liberadora.

Así pues, para los koan del budismo zen, mientras que la razón es muy útil para la vida diaria, no puede resolver el problema último con el que cada uno de nosotros se enfrenta cuando procura encontrar el sentido de la vida.

*«Si todas las cosas deben volver al Uno, ¿adónde debe volver ese Uno?»*
*«Si comprendes, las cosas son como son. Si no comprendes, las cosas son como son.»*

*Bashô dijo, en una reunión con los monjes: «si tienen un bastón, les daré uno. Si no tienen un bastón, se lo quitaré.»*

*—Maestro, ya no tengo nada en la mente*
*—Desecha esa idea*
*—Le he dicho que ya no tengo ideas ¿qué podría desechar?*
*—Desecha la idea de que no tienes ideas.*

*—Maestro, ¿qué es la verdad?*
*—La vida de cada día.*
*—En la vida de cada día sólo aprecio las cosas corrientes y vulgares de cada día y no veo la verdad por ningún lado.*
*—Ahí está la diferencia, en que unos la ven y otros no.*

* * *

*No comienza, no termina, ¿qué es?*
*¿Cuándo no estará blanco el sendero cubierto de nieve?*
*¿Cómo sales si estás prisionero en un bloque de granito?*
*¿Quién puede quitar el collar al tigre feroz?*

*¿La sombra de los pinos depende de la luz de la luna?*
*¿Cuán viejo es el Buda?*
*¿Dónde irás después de morir?*
*¿Cuántos cabellos tienes atrás en tu cabeza?*
*¿Todos los budas, del pasado, del presente y del futuro, qué predican ahora?*
*¿Qué haces cuando no se puede hacer?*

## Los koan de la escuela Rinzai

En el budismo zen japonés, existe la escuela Rinzai, que se caracteriza por el énfasis que pone en el *kenshō* (es decir, ver nuestra verdadera naturaleza), como puerta de entrada a la práctica budista auténtica.

La escuela Rinzai desarrolló en gran medida la formación centrada en los *kōan*, que sirven como una herramienta fundamental para alcanzar la iluminación.

El koan es una derivación de los gong'an chinos. En el principio hacían referencia a diálogos y sucesos entre maestro y discípulo, que eran registrados de manera escrita. Ya en Japón, esta escuela Rinzai los compilaría y ampliaría para ser utilizados como técnica de meditación. Hoy la escuela Rinzai distingue cinco categorías de koan, cada vez más difíciles.

## Ejemplo de un koan resuelto

*«Estás en la punta de un poste de treinta metros. ¿Cómo seguir avanzando?»*
*«Para avanzar doy un paso más, en el vacío. Sigo trepando, me atrevo a penetrar en lo desconocido, donde no hay indicaciones, ni medidas, donde el "yo" se esfuma, donde la consciencia se eleva por encima del mundo, sin intentar cambiarlo, hasta percibir aquello que no se expresa con palabras. Ahí no tienes definiciones, nada, solamente eres lo que eres sin preguntarte quién eres, sin compararte, sin juzgarte, sin sed de honores.»*

## EN OCCIDENTE

*«No me buscarías, si no me hubieses encontrado.»*

(Agustín de Hipona)

*«Para venir a gustarlo todo, / no quieras tener gusto en nada.*
*Para venir a saberlo todo, / no quieras saber algo en nada.*
*Para venir a poseerlo todo, / no quieras poseer algo en nada.*
*Para ir a lo que no se sabe, / has de ir por donde no se sabe»*

(Juan de la Cruz)

# Ichigo-ichie:
# cazadores de momentos

**El arte de vivir de instante en instante.**
**Del Ikigai al Ichigo ichie**
Héctor García y Francesc Miralles habían encontrado su Ikigai, pero se necesita algo más para centrar nuestro enfoque vital, sobre todo cuando estamos con otras personas. Ellos lo descubrieron en Kioto, una fresca primavera llena de hojas de *sakura*, la flor de los cerezos, cuyo baile en la tormenta les llevó hasta una tetería en los callejones de Gion: sin celebrar el carácter único de cada momento nunca podremos apreciar el encuentro y celebrar que estamos vivos.

*«Dentro de cada persona hay una llave que puede abrir de nuevo las puertas de la atención, la armonía con los demás y el amor a la vida.»*

En la era de la dispersión y la cultura de lo instantáneo, necesitamos prestar atención más allá de la superficialidad. Vivimos sin abrirnos a las experiencias, sin aguzar los sentidos y sin conectar con lo esencial. Pero la vida late debajo de la superficie de lo artificial, de las distracciones, y esta llave de la felicidad se llama *Ichigo-ichie* (一期一会). La palabra viene de la ceremonia del té, y literalmente significa *«una vez, un encuentro»*, o también: *«en este momento, una oportunidad»*.

## Hacer de cada instante algo único
Fuera del contexto de la ceremonia del té, hoy en día los japoneses utilizan la expresión *Ichigo-ichie* en dos situaciones:

• Cuando se tiene un encuentro por primera vez con alguien desconocido.
• En encuentros con personas a las que ya conocemos, cuando se quiere enfatizar que cada vez es única.

Cada momento que vivimos es un tesoro único que nunca se repetirá de la misma manera. Si no prestamos atención a lo que sucede en nuestra vida, que siempre tiene lugar «ahora o nunca», perderemos la magia del momento.

Esta filosofía está en el corazón de la cultura japonesa, donde lo moderno y lo antiguo giran en torno a la belleza de lo efímero.

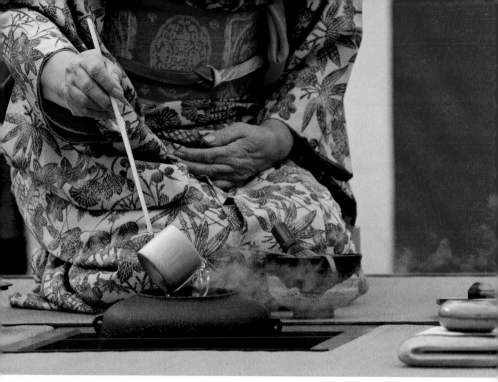

Por ejemplo, el ritual más importante del año para un japonés es el *hanami*, que literalmente significa «ver las flores» durante el *sakura*, el periodo del florecimiento de los cerezos (ver pág. 89). Los japoneses salen a las calles a celebrar la renovación de la vida y de las esperanzas, festejando el renacimiento efímero de los maravillosos y frágiles pétalos.

La filosofía del *Ichigo-ichie*, pero de algún modo está reflejada en el épico final de la película *Boyhood*: quizá no es, como pensamos, que nosotros *capturemos los momentos*, sino que podemos dejar que sean los momentos que nos capturen a nosotros.

### De *kaika* a *mankai*

El festival japonés de los cerezos, más allá de atraer a los cazadores de momentos, nos ofrece unas bellas metáforas vitales para apreciar y reconocer aquellos encuentros y momentos que no se repetirán nunca más.

La celebración oficial empieza con el *kaika*, cuando aparecen los primeros brotes. Es el momento de descubrir algo desconocido, una pasión nueva. Es lo que vivimos, por ejemplo, en los primeros momentos al descubrir que nos hemos enamorado a alguien.

Para que el amor acabe de florecer en el corazón, debemos cuidarlo, lograr que madure y se despliegue con toda su plenitud, es decir, convertirlo en *mankai*. Muy a menudo, sobre todo si se trata de una nueva actividad como tocar el piano, cantar o escribir

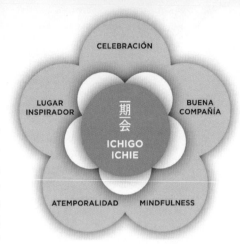

una novela, necesitaremos mucho tiempo y práctica para que lo que ha nacido dentro de nosotros llegue a florecer plenamente.

• Así llegamos a la primera etapa: primero descubrimos aquello que nos hace felices, se nos da bien y nos apasiona.
• Una vez nuestra misión —nuestro *ikigai*— está identificado, vendría la segunda fase, el *kaika*, que, como podemos ver en *Ichigio-ichie*, «*a veces es lo que más nos cuesta: dejar de lado las urgencias de los demás para dar espacio a nuestra pasión, permitir que empiece a brotar aquello para lo que sentimos que hemos nacido.*»
• La tercera fase sería mantenernos en este camino hasta que logramos el *mankai*, realizar nuestra misión con plenitud. Para ello necesitamos paciencia y nutrir nuestra ilusión.

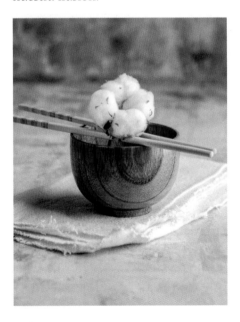

### Nada dura para siempre

La magia reside en la imperfección, en la belleza de lo efímero que nos brinda los regalos del presente. Si no estamos presentes, porque nos proyectamos al pasado o al futuro, lo mejor de la vida nos pasará de largo, y para este proceso nuestra edad no cuenta.

Podemos medir dónde pasamos la mayoría de nuestro tiempo, ya que las emociones nos llevan al pasado, al futuro o al presente. Por ejemplo, cuando estamos enfadados y tristes, nos anclamos al pasado y debemos darnos cuenta de ello para volver al presente. Cuando tenemos miedo, nuestra mente escapa hacia el futuro, donde teme que sucedan cosas, y si lo percibimos lograremos regresar.

La alegría es la única emoción básica que se encuentra solamente en el presente, y es en el aquí y ahora que podemos disfrutarla.

Una manera de regresar al presente es la práctica del *zazen*, la meditación más popular de Japón: se práctica sentándose en posición de loto o medio loto sobre un almohadón, como veremos más adelante. En el *zazen* (que significa «zen sentado») lo más importante es mantener la espalda recta y dirigir la mirada al suelo o hacia una pared. Independientemente del foco de atención, hay que concentrarse lo máximo posible en el presente, sin apegarnos a las cosas que pasan por nuestra mente.

Y, como afirma el budismo, podemos ser heridos por una flecha, pero no hace falta clavarnos la segunda flecha (volviendo al pasado y reproduciendo una y otra vez nuestro infortunio). Por eso el Buda dijo: «*El dolor es inevitable, pero el sufrimiento es opcional*».

## Mono no aware

Si asumimos que la naturaleza de las cosas es el cambio, es decir, si tomamos conciencia del paso del tiempo, llegaremos a una melancolía dulce, a la tristeza que los japoneses llaman *mono no aware*, el «pathos de las cosas» que nos produce la impermanencia de la vida. El mono no aware nos conecta con la singularidad y con la auténtica esencia de la vida, por lo que es una vía directa al Ichigo-ichie.

La filosofía occidental habla de la llamada «adaptación hedónica», que consiste en perseguir nuestros deseos, pero en el momento que los satisfacemos nos

**CÓMO EVITAR EL SUFRIMIENTO CAUSADO POR EXPERIENCIAS DOLOROSAS:**

• Entender que la vida está hecha de sinsabores y satisfacciones –y que sin los primeros no podríamos disfrutar de las segundas.
• Tomar consciencia de la temporalidad del dolor –aquello que nos hiere tiene una duración limitada.
• Compensar los infortunios disfrutando de momentos de Ichigo-ichie, tanto en compañía como en soledad.

## LOS ENEMIGOS DEL PRESENTE

• Dar prioridad a lo urgente (para los demás) por encima de lo importante (para nosotros).
• Aplazar una y otra vez nuestros mejores planes, como si el tiempo fuera ilimitado.
• Pensar que ahora no se dan las condiciones para hacer lo que nos gustaría, pero en el futuro sí.
• Boicotear el presente con resentimiento, tristeza o preocupaciones que nos impiden a disfrutarlo.

volvemos a sentir insatisfechos. Esta misma mentalidad está en el carpe diem que nos lleva a los excesos... tirando la casa por la ventana o quemando una vela por los dos lados.

Para los japoneses, la impermanencia de las cosas no es el carpe diem, sino un recuerdo de que nada es para siempre y, por lo tanto, hay que abrir los cinco sentidos a lo que estamos viviendo.

### Un regalo: *Mindfulness* de los 5 sentidos

Todos disponemos de una manera u otra de una herramienta estupenda para aprender a vivir el *Ichigo-ichie*: tenemos nuestro cuerpo, que solamente puede existir y sentir en el aquí y ahora. Por ello es nuestro aliado más importante en nuestra misión de regresar al presente.

Para practicar, una de las actividades que ponemos hacer es participar en una ceremonia del té que cultiva los 5 sentidos: el gusto, el olfato, la vista, el tacto y el oído.

Más allá de la ceremonia, para vivir experiencias *ichigo-ichie*, los momentos inolvidables en este presente, es importante:

• **Practicar el arte de escuchar.** Un feto puede oír a partir del sexto mes, también lo que sucede fuera del cuerpo de la madre. Como dice Tara Brach: «Cuando nos escuchan, nos sentimos conectados. En cambio, cuando no nos escuchan, nos sentimos separados.»

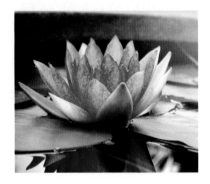

• **Recuperar la capacidad de volver a mirar a la vida a los ojos,** es decir, estar presente en nuestra mirada y reconocer lo que estamos viendo.

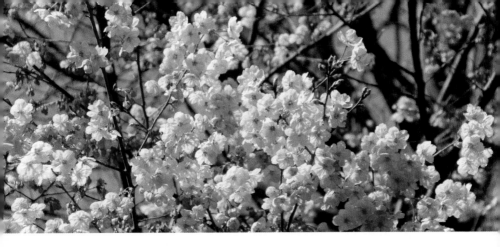

• **Tocar** es una necesidad humana esencial, aunque a menudo no le presentemos suficiente atención. A veces una experiencia *ichigo-ichie* se culmina en el tacto, cuando sentimos dónde acaba nuestra piel y dónde empieza el mundo del otro.

• **El arte de saborear** lleva la plenitud de nuestra atención a los alimentos y bebidas. Nos abre la entrada al momento del sabor que puede ser dulce, ácido, amargo, salado o incluso *umami*, como los japoneses llaman el quinto sabor.

• **El arte de oler** es el más misterioso, ya que trabaja con lo invisible y está profundamente ligado a la memoria, como ejemplifica la madalena de Proust.

El *Ichigo-ichie* nos invita a practicar el *mindfulness* de los cinco sentidos para anclarnos al momento presente y celebrarlo en todas sus dimensiones sensoriales.

### *Mindfulness* colectivo

Yamanoue Soji, el maestro de té que en el siglo XVI usó por primera vez esta expresión, lo hizo en la frase: «*Trata a tu anfitrión con Ichigo-ichie.*»

Pero «*¿Qué implica tratar a un huésped como si el encuentro fuera a suceder una sola vez en la vida?*» «*Ante todo, significar prestar atención. A lo que estamos haciendo, a las necesidades otro, a la magia del instante compartido.*»

Del arte de los cinco sentidos, quizá el más importante —y en el que existe más déficit— es escuchar a la otra persona de todo corazón, sin juicios, sin querer cambiarla, sin comparar nuestra experiencia con la suya.

Si no aprendemos a escuchar —lo cual implica también escucharnos a nosotros mismos—, va a ser muy difícil que podamos gozar con la presencia de nuestros seres queridos, porque «*cuando estamos plenamente presentes en el otro, en los demás, solo entonces podemos recibir todo lo que tienen y son.*»

Así como hay enemigos que nos roban el regalo de ahora, disponemos de cinco pétalos que definen el *Ichigo-ichie*, frágil como las flores de sakura, y son la celebración, la buena compañía, el mindfulness, la atemporalidad, y un lugar inspirador.

*¡Ichigo-ichie!*

# La magia del «kaika»

Cuando dentro de nosotros empieza a florecer algo que desconocíamos, según la cultura japonesa este sería un momento típicamente kaika. Por ejemplo, se sabe que Hikari Oe, hijo del premio Nobel con una grave incapacitación, descubrió la música mientras paseaba con sus padres por un parque, al escuchar, y reproducir, el canto de un pájaro.

Hay además mucha magia en el inicio de una nueva pasión. El kaika está muy presente en los inicios amorosos. Como la flor de cerezo que se abre, inaugurando la primavera, alguien que un instante antes no existía para nosotros, de repente, nos deslumbra y se convierte en el centro de nuestra vida.

En los misteriosos campos del amor, ese florecimiento puede tener las causas más imprevistas. ¿Qué nos enamora de una persona?

- «La primera vez que oí su voz me quedé sin aliento».
- «Su forma tímida y a la vez profunda de mirar hizo que deseara conocer su mundo interior».
- «Me enamoró la manera delicada en la que recogió el destrozo que yo acababa de hacer».

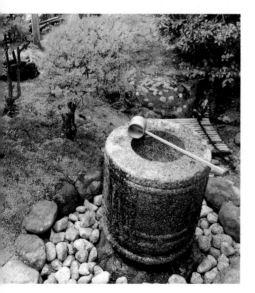

Son todos ellos momentos de Ichigo-ichie, instantes únicos que, si sabemos capturar y valorar, pueden iluminar el resto de nuestra vida.

### La fórmula del «mankai» en 10.000 horas

Cuando el kaika es transformador, deseamos convertirlo en mankai. Es decir: lograr que madure y se despliegue, con toda su plenitud, aquello que ha nacido en nosotros. Es como la persona enamorada que decide regar el jardín de la relación, en los días buenos y en los no tan buenos, para evitar que se marchite. O la tenacidad del emprendedor, que no quiere que su proyecto sea flor de un día y busca constantemente la forma de mejorar e innovar.

Cuando se habla de la carrera de fondo para convertir una idea o una vocación en la excelencia, a menudo se menciona la regla de las 10.000 horas de Malcolm Gladwell que llevan del kaika al mankai.

Este cálculo de horas («el número mágico de la grandeza») se refleja, por ejemplo, en personajes tan conocidos como: Bill Gates, que empezó a programar a la edad de diez años, ya en el instituto de Seattle. 10.000 horas más tarde lograba dar el golpe en el mundo de la informática.

• Los Beatles completaron las 10.000 horas para la excelencia durante sus dos años en clubs de Hamburgo, donde actuaban ocho horas cada día antes de regresar a su país y arrasar con *Love me do*.

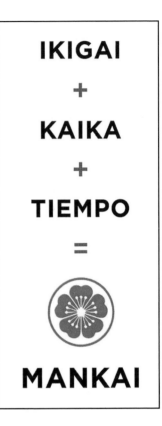

IKIGAI
+
KAIKA
+
TIEMPO
=

MANKAI

Pero con la genialidad no basta, hay que poner mucho esfuerzo y constancia para que el talento se despliegue con todo su esplendor.

## Uno, dos y tres

Traducido a una ecuación de términos japoneses, la primera parte de la fórmula es el ikigai que hemos visto antes: descubrir aquello que nos apasiona y que, además, se nos da bien.

Una vez identificada nuestra misión, vendría el kaika, que a veces es lo que más nos cuesta: dejar de lado las urgencias de los demás para dar espacio a nuestra pasión, permitir que empiece a brotar aquello para lo que sentimos que hemos nacido. La tercera sería mantenernos en ese camino, con paciencia y alimentando siempre la ilusión, hasta lograr el mankai. En resumen:

*Ikigai + kaika + tiempo = mankai*

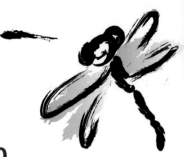

# Zen,
# la importancia del vacío

**Meditación sentados en la postura del loto**

Zen es el nombre en japonés de una serie de escuelas de budismo, cuya práctica se inició en China. Existen dos escuelas clásicas, rinzai y soto, está última muy arraigada en Japón y centrada en la meditación con la postura correcta:

Se hace énfasis en la importancia de la meditación sentado (*zazen*, la clásica postura del Buda sentado en meditación) para lograr la iluminación a través de ella.

El zen puede ser considerado, según cada persona, como una filosofía o simplemente una práctica de auto-descubrimiento y realización personal a través de la meditación. También ha sido descrito como un estilo de vida y una forma de arte.

La experiencia de zen va más allá de las palabras y ningún lugar es más apropiado para poder llegar a la cultura japonesa a través de la reflexión y la meditación que Kioto. Para iniciarnos en la práctica de la meditación zen, encontraremos la campanilla *inkin* en los templos y las barras de madera *taku*. Estos dos objetos sonoros consiguen casi todas las señales necesarias para indicar los distintos pasos que se deben seguir en la sala de meditación, así como en el comedor, donde la regla es el silencio.

## Zazen

Es el nombre que recibe la meditación sentada en la postura tradicional del

**ALGUNOS AFORISMOS ZEN**

• El amor verdadero nace de la comprensión.

• Sólo podemos perder aquello a lo que nos aferramos.

• Todo lo que somos es el resultado de lo que hemos pensado

• No puedes viajar por el camino hasta que no te conviertes en el camino.

• La respuesta nunca es «ahí fuera». Todas las respuestas son «ahí dentro». Dentro de ti, para ser descubiertas.

• «De pie o sentado. Pero no dudes.»

• Si eres incapaz de encontrar la verdad justo donde estás, ¿dónde esperas encontrarla?

loto, practicada por el ser humano desde la prehistoria. Zazen no es una teoría, ni una idea, ni un conocimiento que se puede percibir con el cerebro. Es únicamente una práctica que cambia nuestro propio espíritu de manera radical y ayuda a fundirnos con el universo entero.

Se dice que la práctica de zazen es el secreto del zen.

## La postura

Sentados en el medio del zafu (almohadón redondo), se cruzan las piernas en la posición de loto o de medio loto. Si ello no es posible, y se cruzan las piernas simplemente sin colocar el pie en el muslo opuesto; aun así es esencial que las rodillas empujen el piso. La columna vertebral bien derecha, el mentón entrado y la nuca estirada, la nariz en la misma línea vertical que el ombligo, se empuja la tierra con las rodillas y el cielo con la cabeza.

Se pone la mano izquierda en la mano derecha, las palmas hacia el cielo, los pulgares se tocan, formando una línea derecha. Las manos descansan en los pies, los cantos en contacto con el abdomen. Los hombros están relajados. La punta de la lengua toca el paladar. La vista (con los ojos semicerrados) está puesta aproximadamente a un metro de distancia en el suelo sin mirar nada en particular.

## La respiración

La respiración zen no se puede comparar con ninguna otra, es muy antigua, en sánscrito se llamó 'anapanasati', solamente puede surgir de una postura correcta. Antes de todo se trata de establecer un ritmo lento, fuerte y natural, basado en una espiración suave, larga y profunda. El aire se expulsa lentamente y silenciosamente por la nariz, mientras que la presión debido a la espiración, baja con fuerza al vientre. Al final de la espiración, la inspiración se hace naturalmente. Los maestros comparan el aliento zen con el mugir de las vacas o con la espiración de un bebé que grita recién nacido.

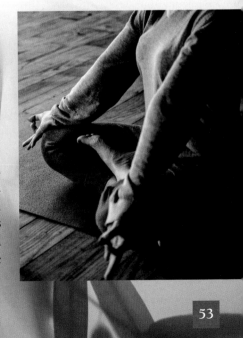

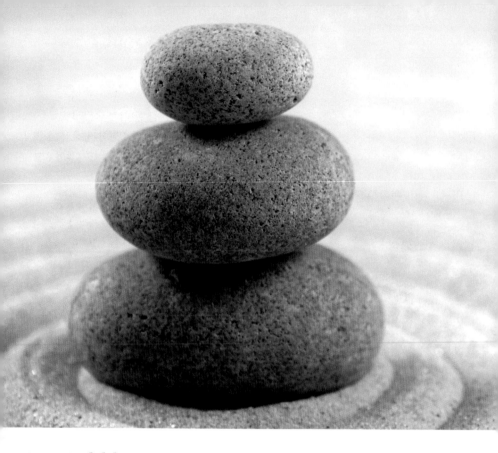

## La actitud del espíritu

Sentados en zazen, dejamos que las imágenes, los pensamientos, las construcciones mentales, que surgen del inconsciente, pasen como nubes por el cielo, sin oponerse ni agarrarse a ellos. Como los reflejos en un espejo, las emanaciones del subconsciente pasan y pasan otra vez y terminan por desvanecerse. Y llegamos al inconsciente profundo, sin pensamiento, más allá de todos los pensamientos (*hishiryo*): pureza de verdad.

Esa actitud de espíritu surge naturalmente de una concentración profunda en la postura y la respiración, y permite así controlar la actividad mental, resultando una mejora en la circulación cerebral.

En efecto, el córtex (sede del pensamiento consciente) descansa durante zazen, mientras que la sangre fluye hacia las capas más profundas del cerebro, las cuales se despiertan de un estado de somnolencia, ya que están mejor irrigadas. Su actividad da la impresión de bienestar, serenidad, calma, liberando totalmente despierto, las ondas cerebrales del sueño profundo 'alpha' y 'theta', según investigaciones de la universidad de Komazawa (Japón).

El zen es muy simple, y al mismo tiempo bastante difícil de comprender. Es cuestión de esfuerzo y de repetición, como la vida.

> «Zazen es difícil, lo sé. Pero practicado cotidianamente es muy efectivo para la ampliación de la conciencia y el desarrollo de la intuición. Zazen no solamente genera una gran energía, también es la postura del despertar. Se trata de concentración en la postura, la respiración y la actitud del espíritu.»
>
> TAISEN DESHIMARU

Simplemente sentado, sin objeto ni espíritu de provecho, si su postura, su respiración y la actitud de su espíritu están en armonía, entienden el verdadero zen, perciben la naturaleza de Buda.

## Hara

El budismo zen posee tanta importancia en el arte del bienestar japonés porque impregna un sinfín de disciplinas, desde los arreglos florales del ikebana a la mayoría de artes marciales, el tiro con arco o las técnicas de meditación. Para los japoneses, todo arte y todo deporte va más allá de la simple noción de rendimiento, o de lograr un resultado concreto externo. Al ejercitarnos, estamos trabajando parar lograr un «estado de ser» que define al ser humano desarrollado, cuando la realización se da por sí misma. Los grandes maestros lo comparan con el modo en que la manzana, ya madura, cae del manzano de forma natural.

Descubrir el hara, o centro vital del ser humano, es un acercamiento a este trabajo. Por «hara», se entiende el hecho de poseer este estado de ser que permite abrirnos a las fuerzas y a la unidad de la vida original, así como manifestarlas, a través de la realización y del sentido que le demos a la propia vida.

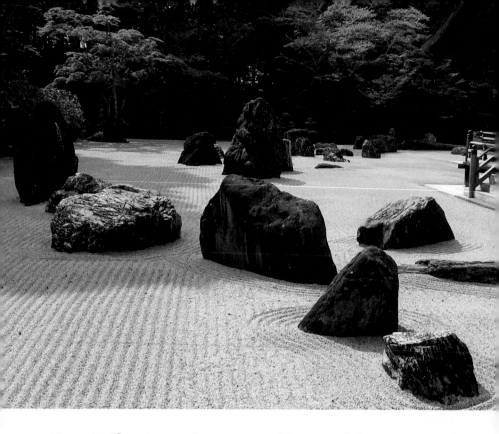

«Hara» significa vientre, y junto a otras palabras, señala la región que va desde el estómago al bajo vientre, de forma similar a como se hace en Occidente. Igualmente, «un gran vientre» sirve para dar idea tanto de una satisfacción física como de una satisfacción del alma. La salud del vientre se refleja también en la fortaleza de los músculos abdominales y en la respiración profunda que llega precisamente hasta allí mismo.

El hara esconde un tesoro que nos ha sido dado a los humanos en el origen, y que desaparece al desarrollarse la conciencia del Yo autónomo. Tanto para la salud, como en la madurez, el redescubrimiento de un conjunto de ejercicios y técnicas, y su puesta en práctica, enseña a percibirnos justo en el centro de gravedad.

Además de «asentarnos» poseen un gran valor para la salud física, y también para una serie de técnicas de respiración de tipo iniciático, tal como las enseñó Karlfried Graf Dürkheim (1896-1988), un alemán que las conoció directamente en Japón.

### Zazen y meditación

Como decimos, el zazen es la práctica de meditación en la clásica postura del Buda sentado en posición de loto. Se requiere una atención constante, pero

## FRASES Y AFORISMOS DE ORIENTE Y OCCIDENTE QUE AYUDAN A MEDITAR

- Preocupado por una sola hoja, no verás el árbol.
- Las cosas que cargo son mis pensamientos. Son mi único peso. mis pensamientos determinan si soy libre y ligero o pesado y agobiado.
- La vida, cuanto más vacía, más pesa
- En la mente del principiante hay muchas posibilidades. En la del experto, muy pocas.
- Todo lo que somos es el resultado de lo que hemos pensado.
- Lo que podemos cambiar son nuestras percepciones, las cuales tiene el efecto de cambiar todo.
- A veces, no conseguir lo que quieres es un maravilloso golpe de suerte.
- Nos convertimos en lo que pensamos. Pero no somos nuestros pensamientos.
- No hay miedo para aquel cuya mente no está llena de deseos.
- Sólo podemos perder aquello a lo que nos aferramos.
- El amor verdadero nace de la comprensión.
- A un loco se le conoce por sus actos. A un sabio, también.
- Cómo la gente te trata, es su karma; cómo reaccionas, es el tuyo.
- Cuanto más sabes, menos necesitas.
- Los problemas que permanecen persistentemente sin resolver, deberían ser tomados como preguntas cuestionadas de forma incorrecta.
- Todo ser humano es el autor de su propia salud o enfermedad.
- El mejor truco de la mente es la ilusión de que existe.
- Los sentimientos van y vienen como las nubes en un cielo ventoso. La respiración consciente es el ancla.

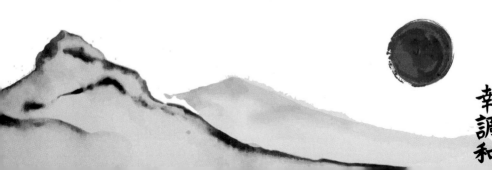

幸
調
和

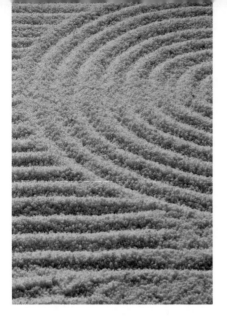

tranquila, por parte del practicante. El pensamiento se libera, ni piensa ni deja de pensar. Se deja pasar, sin seguimiento ni rechazo, como si las ráfagas mentales fueran nubes que atraviesan el cielo sin dejar rastro.

Esta tranquila y atenta contemplación llevará al seguidor a descubrir su naturaleza más profunda, «tal como cuando dejamos de remover el agua de un estanque podemos al fin ver el fondo».

En zazen, la acción de sentarse (*shikantaza*) se considera ya un acto de armonía plena. Y junto al *mushotoku* o ausencia de intención, conforma así una disposición hacia el despertar a la existencia de *ahora mismo* y la comprensión del *satori* o «iluminación». Por eso se considera práctica y enseñanza a la vez, y se la conoce como «la práctica de la no-práctica» que ayuda a fundirnos con el universo entero y puede cambiar nuestro propio espíritu de forma radical.

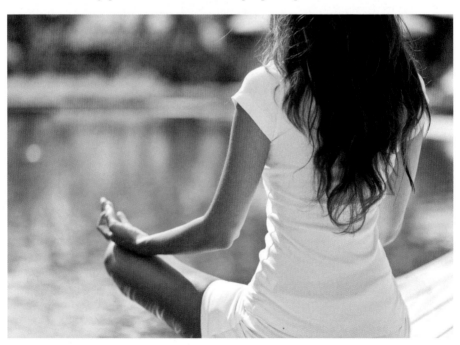

# EL CUENTO DE LOS DIEZ BUEYES ZEN

Los diversos pasos del zen que conducen hacia la iluminación fueron representados en unos dibujos del siglo XII por el maestro chino Kakuán. Son diez cuadros en los cuales un campesino busca a su buey, basados en anteriores cuentos taoístas. Su versión fue zen pura, yendo más allá de anteriores versiones que se quedaban en el vacío del dibujo 8, y añadió comentarios en verso.

Estos dibujos resultaron una fuente constante de inspiración para los estudiantes de todas las épocas y con el paso de los siglos se han realizado bastantes ilustraciones de los toros de Kakuán.

Estos dibujos son una versión moderna del pintor Tomikichiro Tokuriki, descendiente de una larga familia de artistas; sus imágenes son probablemente tan encantadoras, directas y eternas corno las originales de Kakuán.

En el primer estadio del camino zen hacia la autorrealización, ésta no se alcanza; no se sabe incluso en qué consiste. Todas las representaciones que se elaboran sobre ella son falsas e impiden que se las alcance. En el segundo estadio no se alcanza tampoco, pero se llega, por así decirlo, a descubrir sus huellas.

En el **primer cuadro** se ve al campesino buscar aquí y allá sin ningún orden.

En el **segundo cuadro** el campesino descubre, feliz, las huellas del buey.

En el **tercer cuadro** vernos al mismo buey; es decir: el campesino llega a mirar su propio yo; una visión del Ser, la verdadera iluminación, pero se equivocaría uno mucho si se creyera que se ha llegado a la meta.

Por ello, en el **cuarto cuadro**, el campesino torna las riendas –lo cual le ha costado mucho esfuerzo–, pero el animal es recalcitrante y no le sigue. Esto significa que en el ser humano, incluso después de la visión del Ser, no se han extinguido todos los impulsos desordenados; éste no tiene todavía al yo correctamente en su poder. El espíritu no es aún libre.

En el **quinto cuadro** se ve al campesino dirigir el buey con las riendas. Lo domina de tal manera que el buey se deja conducir. Lentamente el hombre se hace señor de sí mismo. Pero le cuesta todavía trabajo.

El **sexto cuadro** muestra cómo el campesino cabalga sobre el buey y toca complacido su flauta. Ahora lo ha conseguido, no necesita esforzarse más. La persona ha llegado a ser verdaderamente un iluminado. Pero la cosa no termina ahí.

En el **séptimo cuadro** no se ve al buey. El campesino está solo, sentado totalmente contento frente a su casa. El nombre no sólo ha llegado a unirse con su Ser, sino a identificarse con él. El lugar de las fatigas anteriores lo ocupan ahora una paz total y despreocupación.

En el **octavo cuadro** no se ve ni al buey ni al campesino. Sólo se observa un círculo sin nada dentro. Esto significa que han sido suprimidos todos los

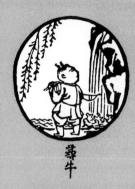

### 1. La búsqueda del buey

En el pasto de este mundo, aparto las altas hierbas en búsqueda del buey. Siguiendo ríos sin nombre, perdido por montañas lejanas. Con mis pobres fuerzas no puedo encontrarlo. Sólo oigo cantar a los grillos en el bosque por la noche.

### 2. Descubrimiento de las huellas

En la orilla del río, bajo los árboles, ¡descubro las huellas! Las veo bajo la fragante hierba y también en las distantes cumbres. Estos rastros no estaban más allá de mi propia nariz.

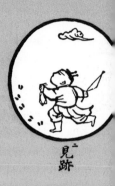

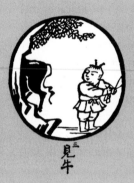

### 3. Descubrimiento del buey

Oigo la canción del ruiseñor, el sol es caliente, el viento templado, los sauces son verdes en la orilla. Ningún buey se puede esconder aquí ¿Qué artista puede dibujar esta gran cabeza, estos cuernos majestuosos?

### 4. La captura del buey

Lo ato con tremendo forcejeo. Su gran poder y voluntad son indomables. Embiste hacia las altas mesetas, más allá de las nubes. O se atasca en un impenetrable barranco.

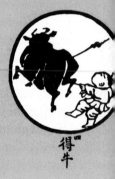

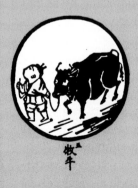

### 5. Domesticación del buey

El látigo y la cuerda son necesarios. Puede extraviarse por algún camino polvoriento, pero bien entrenado se vuelve amable. Entonces, ya libre, obedece a su maestro.

### 6. Conducción del buey a casa

Montado en el buey, regreso a casa lentamente. El sonido de mi flauta se expande en la noche. Los golpes de la palma de mi mano siguen el compás del ritmo eterno, quien oiga esta melodía se me unirá.

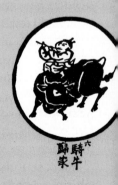

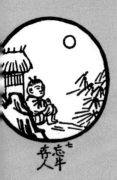

### 7. Trascender el buey

Encima del buey he llegado a casa, estoy sereno.
El buey también puede descansar.
Amanece.
Reposando en mi choza lleno de dicha he abandonado el látigo y la cuerda.

### 8. El buey y el Ser son trascendidos

Cuerda, látigo, persona y buey, todos se funden en nada.
Este cielo es tan vasto que ningún mensaje puede mancharlo, ¿Cómo puede existir un copo de nieve en un fuego que crepita?
Aquí están las huellas de los patriarcas.

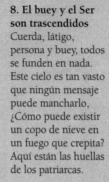
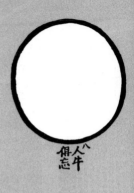

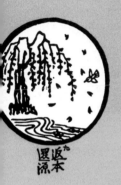

### 9. Alcance de la fuente

Se han dado demasiados pasos volviendo a la raíz y a la fuente. ¡Es mejor haber sido ciego y sordo desde el principio!
Permaneciendo en la propia morada, despreocupado por el mundo exterior. el río fluye tranquilamente y las flores son rojas.

### 10. En el mundo

Descalzo y con el pecho descubierto me mezclo con la gente del mundo.
Mis ropas están andrajosas y polvorientas y estoy continuamente dichoso.
No utilizo magia para ampliar mi vida.
Ante mí, los árboles recobran vida.

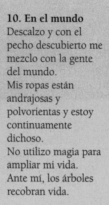
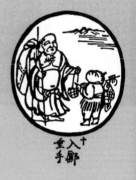

contrastes. El nombre no está ya más en disposición de decirse: «ahora tengo la iluminación», pues ya no depende más de ella. Contrastes como iluminación y no-iluminación no existen para él, todo ha llegado a ser uno. Los dos últimos cuadros representan la repercusión completa de la iluminación.

En el **noveno cuadro** se ven flores en un paisaje. Esto significa que fuera del iluminado nada ha cambiado. El monte donde capturó al buey con tanta fatiga . está igual que antes. Sólo la propia persona se ha transformado. Ahora mira todas las cosas con ojos distintos. Todo está en paz. Todo aquello de lo cual debió liberarse con fatiga, regresa transfigurado hacia él.

En el **décimo cuadro** vemos al campesino ir a la ciudad. De paso habla con él un hombre que lleva una botella de vino de arroz y una canasta de pescado. Esto significa que el iluminado se dirige ahora hacia los demás, para ayudarles... Un oficio tan ordinario corno el de comerciante de vino de arroz no está excluido de la iluminación. El iluminado pone entonces toda su fuerza al servicio de su prójimo.

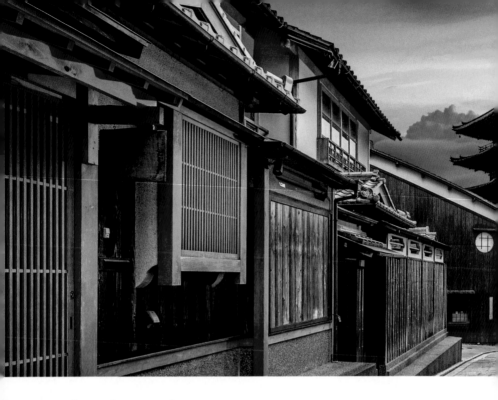

## Kioto, la tradición y el zen

En 794, hace más de doce siglos, la capital de Japón fue trasladada a Heian Kyo, lugar de emplazamiento del actual Kioto. (Heian Kyo significa «Capital de la Paz y la Tranquilidad».) Durante más de un milenio permaneció como residencia del emperador y constituyó el centro del país, hasta que fue trasladada de nuevo, esta vez en 1868, a Tokio.

Kioto fue el pilar de la cultura, la religión y la política japonesas a lo largo de los periodos Heian, que duró cerca de 400 años, Kamakura, Muromachi, Azuchi-Momoyama y Edo. Puede decirse, por tanto que, a través de este tiempo, la historia de Japón es sinónimo de la historia de Kioto.

La antigua capital de Japón cuenta con 14 templos y monasterios en la lista de Patrimonios de la Humanidad de la Unesco, y más de 1.700 tesoros nacionales e importantes propiedades culturales registradas por el gobierno japonés. Un viaje a Kioto se convierte en una experiencia inolvidable: el descubrimiento del Japón antiguo.

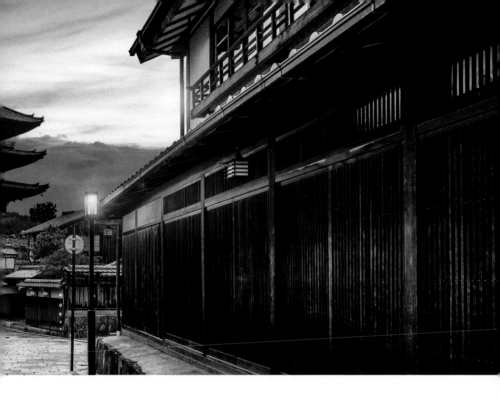

La ciudad cuenta con más templos zen que ninguna otra parte en Japón, algunos con unos jardines maravillosos y edificios impresionantes, y otros, pequeños. Algunos de esos templos imparten normas rigurosas sobre la meditación zen (ver pág. 56) porque saben que la gente viene a practicar zen por muy diversos motivos —algunos, para hacer examen de conciencia; otros, para superar una pérdida: «Cuando se medita, hay una parte de ti que se siente herida y quiere abandonar. Pero hay otra parte que desea seguir. Cuando esas partes se convierten en una, uno es uno mismo. Puede que sea difícil, pero es la forma de acercarse al mundo de la iluminación».

En todos los templos de Kioto, para poder iniciarnos en la práctica de la meditación zen, encontraremos la campanilla inkin y las barras de madera taku. Estos dos objetos sonoros consiguen casi todas las señales necesarias para indicar los distintos pasos que se deben seguir en la sala de meditación zen, así como en el comedor, donde la regla es el silencio. Porque la experiencia de zen va más allá de las palabras y ningún lugar es más apropiado para poder llegar a la cultura japonesa a través de la reflexión y la meditación que Kioto.

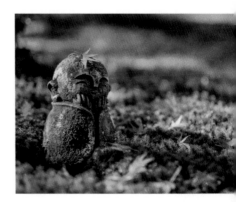

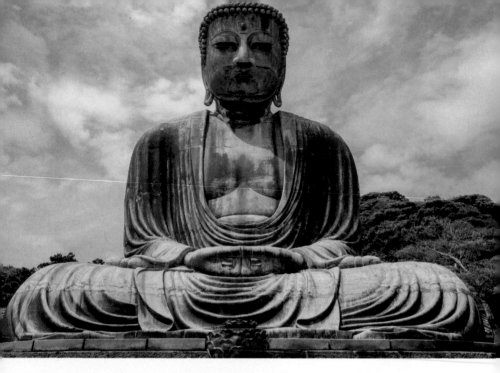

# Budismo y sintoísmo

La tradición religiosa japonesa es rica y compleja y abarca tendencias complementarias y contradictorias. En el corazón de la tradición japonesa aparecen el sintoísmo, que es la religión mayoritaria del Japón, y el budismo, religión proveniente de India que llegó a Japón entre el los siglos VI y VIII.

## BUDISMO en Japón

El budismo es una religión, pero también una filosofía, basada en las enseñanzas que dejó Siddartha Gautama, conocido como Buda. Nacido entre los años 563 y 483 antes de Cristo, el príncipe Siddharta (también conocido como Shakyamuni) renunció a la vida secular y a su herencia familiar para seguir distintas prácticas y ascéticas. Tras alcanzar un estado de iluminación, dedicó el resto de su vida a propagar sus enseñanzas en el norte de la India.

Su doctrina fue transmitida de manera oral hasta que fue compilada de manera escrita para acabar siendo reunida en el llamado Canon Pali en el siglo I antes de nuestra era.

Si consideramos que es una solución espiritual, podemos entenderlo como religión, pero no como la entendemos en occidente, desde una perspectiva teísta, pues no habla de un dios como última explicación de la realidad. En el budismo, la palabra «Buda» (*buddha*) no sólo se usa para referirse al personaje histórico, sino también a cualquier otra persona que haya logrado lo mismo que él logró. A menudo, a esta condición también se le llama «iluminación».

Buda no afirmó de sí mismo que fuera un mesías enviado por una divinidad, sino un hombre, un maestro para guiar a aquellos que quisieran llegar al mismo punto que él. El conjunto de enseñanzas y prácticas que componen ese camino se conoce como dharma, que significa «ley, doctrina o verdad». Es importante notar que el budismo no es una religión dogmática. El mismo buda aconsejó comprobar por propia experiencia la validez de su enseñanza.

El budismo se difunde desde la India a través del Asia central, y llega en los inicios de nuestra era a China, Japón y la mayoría de países del sudeste asiático. A lo largo de la historia de la expansión budista por Asia surgieron nuevos desarrollos doctrinales y prácticos. También el encuentro con nuevas culturas dio luz a diferentes movimientos y escuelas. El zen es la forma más popular del budismo en Japón.

## SINTOÍSMO
### Shinto, amor a la Naturaleza
El shinto o sintoísmo es una religión creada en Japón. El sintoísmo puede entenderse como una forma sofisticada de animismo, profundamente identificada con la cultura japonesa. En ella se afirma la existencia de seres espirituales (kami) que pueden encontrarse en la naturaleza o en planos superiores de existencia.

No posee textos sagrados en los que apoyarse, ni una deidad única ni predominante, ni reglas establecidas para la oración, aunque sí cuenta con narraciones míticas donde se explica el origen del mundo y de la humanidad, y templos y festivales religiosos a los que acuden millares de personas para celebrar algunas fechas señaladas.

### Ritual de emperadores
El Koshitsu Shinto es un rito llevado a cabo por el emperador, (que es el símbolo del estado y la unidad espiritual de todos los japoneses según la constitución japonesa) para rogar a las deidades de un panteón encabezado por Amaterasu Ohmikami (deidad ancestral del emperador) y a las demás deidades ancestrales imperiales una larga constitución del estado, la felicidad de las personas y la paz mundial.

Fue utilizada como ideología legitimante durante la fase militar de la historia japonesa reciente y fue la religión del Estado hasta 1945. Muchas de las «nuevas religiones» japonesas tienen una fuerte influencia sintoísta.

Desde la entrada del budismo en Japón en el siglo VI, ha ejercido una profunda influencia sobre el shinto, aunque éste también ha modelado la tradición budista en este país hasta darle una forma característica. De hecho, ambas religiones definen la religiosidad nipona, y los japoneses suelen practicar los ritos de ambas tradiciones según la naturaleza de la ocasión (suelen preferir el shinto para los rituales de nacimiento y matrimonio, y el budismo para los ritos funerarios).

Debido a que el sintoísmo no pretende convertir, criticar ni entrar en conflicto con otras religiones, su expansión fuera de las islas de Japón ha quedado limitada generalmente a las comunidades niponas de la emigración.

El Niinamesai es el rito más importante de shinto; se celebra para ofrecer las primeras frutas cosechadas del año, agradeciendo así a las deidades su bendición, además de compartir la comida producida por estos primeros granos con las deidades.

### Tres santuarios

Cuando la capital de Japón fue transferida desde Kioto a Tokio en 1869, tres santuarios imperiales fueron erigidos dentro del palacio imperial: el primero, Kashikodokoro, dedicado a la deidad ancestral imperial, Amaterasu Ohmikami, se encuentra en el centro de los tres, Al este está Shinden, dedicado a las deidades del cielo y la tierra, y al oeste, Koreiden, dedicado a los espíritus de los emperadores que precedieron al actual.

Estos santuarios están conectados por corredores, y todos los ritos de Koshitsu, ligados a la Casa Imperial y relacionados con el shinto, se realizan en ellos.

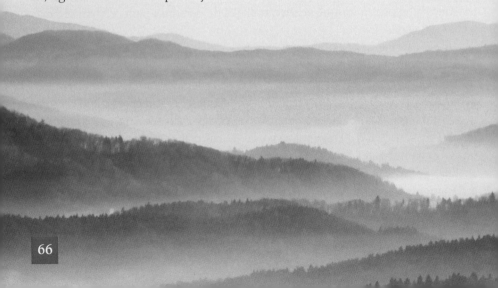

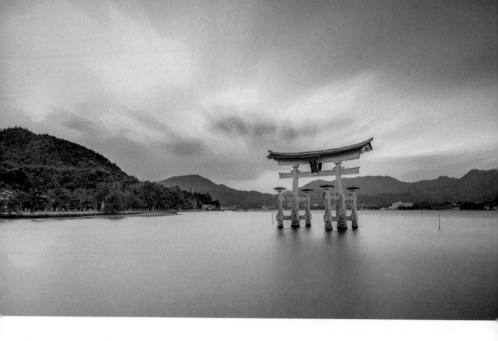

El emperador Showa, 124 emperador y padre del emperador actual, para vincularse a Niinamesai, comenzó a cultivar arroz en un campo inundado dentro del palacio, siguiendo todos los procedimientos por sí mismo, incluidas la siembra y la cosecha, como ofrecimiento a las deidades de un producto obtenido con su propio trabajo.

Al cabo del año, el emperador realiza varios cientos de ritos. Se considera que la verdadera naturaleza del emperador es estar siempre con los kami, las deidades.

## Salud en los santuarios

Como decimos, el sintoísmo no tiene fundador, ni ningún dogma, ni un código moral. No establece una clara separación entre lo sagrado y lo profano. No es

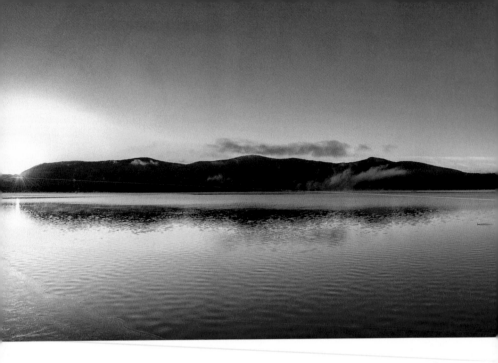

una religión con dogmas; en realidad es un conjunto de prácticas y rituales que impregnan muchos aspectos de la vida diaria. En las entradas de los edificios se suele colocar una cuerda sagrada (la shimenawa) que, según el culto sintoísta, encarna la pureza del lugar y lo protege.

En los santuarios sintoístas, los practicantes se lavan las manos y se enjuagan la boca con agua usando un cucharón de madera antes de los rezos, inclinándose con las manos a la altura de la cara. El agua que fluye también es un elemento clave de esta religión. Antes de sumergirse en el baño o en las aguas termales es necesario purificarse ritualmente; todo ello muestra la importancia de siempre estar limpio y purificado.

## Purificación con agua

Hay tradiciones japonesas que nos ayudan a entender la longevidad del país. Una de ellas, según investigaciones sobre la salud nipona, es la preocupación por la higiene, muy superior a la de otros países y que puede explicarse por una compleja interacción de cultura, educación, clima (humedad, temperatura) y medio ambiente (disponer de una gran cantidad de agua y ser una nación que se alimenta de arroz).

Además, el sintoísmo que se practica en Japón incluye ritos de purificación con agua que cumplen una función tanto ritual como higiénica. Los ritos de purificación son uno de los cimientos que dan sentido a multitud de convenciones, costumbres, creencias e importantes festividades en la sociedad japonesa.

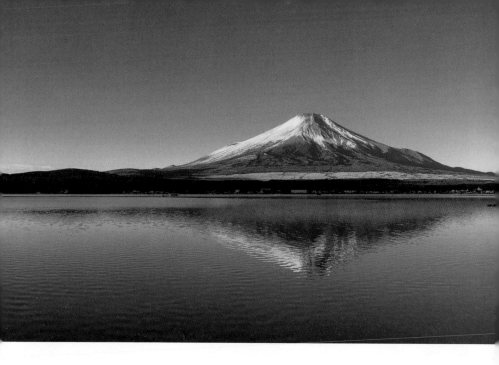

## Fuji, la montaña

Japón, por su geografía y extensión, ofrece gran variedad de climas y orografías; desde aglomeraciones urbanas hasta hermosos prados, pasando por montañas que recubren gran parte del territorio nipón.

Desde siempre, estas verdes montañas han sido observadas con respeto por los humanos, en especial aquellas volcánicas. De hecho, existen tres que están consideradas como sagradas para los japoneses. Se conocen como *nihon sanmeizan* y todas fueron en algún tiempo volcanes. El más conocido es, sin duda, el monte Fuji, con 3.776 metros de altura, el más alto del Japón. Situado entre las prefecturas de Shizuoka y Yamanashi, no se encuentra demasiado lejos de Tokio. De forma cónica, se alza solitario en un entorno de colinas.

El carácter sagrado de la región está confirmado por la presencia de un santuario sintoísta, el Fujisan Hongû Sengen Jinja, cuyo templo principal se encuentra en la ciudad de Fujinomiya, al sur de la montaña.

Si en la actualidad muchas personas llevan a cabo su ascensión por simple placer (no es una escalada complicada), también se realiza por motivos religiosos, y se le prohíbe entonces el ascenso a las mujeres, consideradas como impuras.

## Tateyama

La segunda montaña sagrada de Japón es el monte Tateyama, una cadena de espléndidas montañas de más de 3.000 metros que se encuentran en la prefectura de Toyama. El nombre, por lo general, designa el conjunto de montes

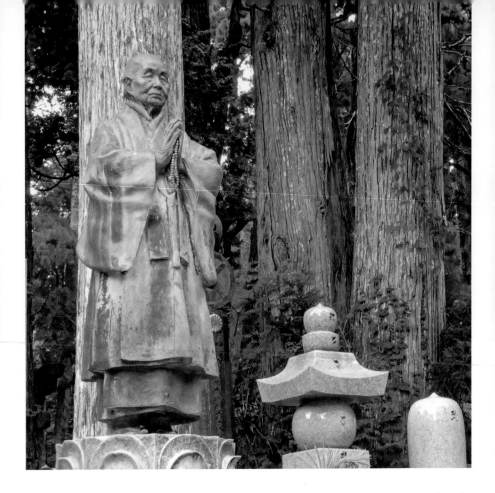

Fujino-oritate, Dainanji-san y O-zan. Este macizo montañoso está considerado sagrado desde el día en que el hijo del gobernador de Toyama, Aritomo, estaba a punto de cazar con halcón en la montaña y su ave de presa se escapó.

Lo siguió, adentrándose cada vez más en la montaña. No tardó en ser atacado por un oso, pero inmediatamente lanzó una flecha y el animal corrió a esconderse en una caverna. Siguiendo al oso, descubrió a Amida Nyorai (uno de los Budas) con el pecho sangrando por una herida de flecha. Amida, entonces, le pidió que hiciera un santuario y que se quedara a rezar en él.

La última de las montañas sagradas es el monte Hakkusan, en la prefectura de Ishikawa. Es la más pequeña de las tres en altitud, unos 2.700 metros, y quizá por eso es la mejor preservada de la locura de los hombres, aunque recientemente se haya establecido una ruta cercana. Su ascensión puede hacerse sin problemas, tras una marcha de unas 6 horas. Como en el Fuji, se ha edificado un santuario en las proximidades de la montaña.

El nombre Hakkusan proviene de hakku, «blanco», y san, «montaña » o «monte». De modo que puede traducirse como Monte Blanco.

# Artes marciales

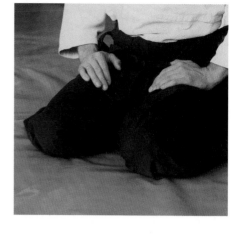

### ¿Ataque o defensa?

Las artes marciales son estilos de combate orientados, no al ataque, sino a la defensa personal. Desde los inicios de su milenaria enseñanza en toda Asia y especialmente en Japón, se le otorga una gran importancia a la relación que se establece entre maestro y discípulo (llamada *sempai kohai*).

Los estudiantes reciben la instrucción en un sistema estrictamente jerárquico y siempre guiados por un maestro que debe supervisar directamente su entrenamiento, tras el cual deben ser capaces de memorizar y recitar fielmente las reglas y las rutinas básicas de la escuela a la que estén adscritos y no desmarcarse ni tomar iniciativas.

Las artes marciales hace miles de años que se perfeccionan, y en su desarrollo han florecido cientos de escuelas y estilos, sin embargo, por general acostumbran a dividirse en dos grandes grupos:

• **las artes marciales duras o externas,** como el karate, que enfatizan el ataque para derrotar al contrincante y

• **las artes marciales suaves o internas,** como el judo y el aikido, que abordan al oponente de manera menos agresiva, valiéndose incluso de la fuerza de este último para someterle.

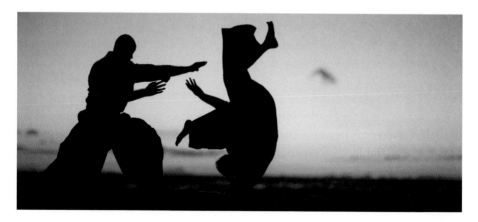

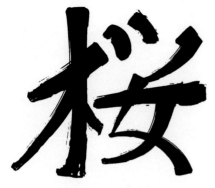

La jerarquía confucionista que se sigue durante su aprendizaje establece que aquellos que se han incorporado a la escuela de artes marciales en un primer momento son considerados hermanos y hermanas mayores, mientras que quienes lo hacen después son hermanas y hermanos menores. Los pares del instructor son los tíos y tías del estudiante, etc.

Estas relaciones claramente definidas y basadas en la antigüedad se han diseñado para desarrollar intangibles tales como el buen carácter, la paciencia y la disciplina. Los estudiantes deben aprender cómo y por qué demostrar su respeto por los demás y cómo seguir adecuadamente las indicaciones de sus instructores.

En algunas artes marciales existe un mecanismo de certificación en el cual las habilidades del luchador se ponen a prueba antes de avanzar a un nivel de estudio superior. En otros sistemas sólo se avanza cuando el maestro lo estima conveniente, tras observar y evaluar personalmente durante varios años la práctica y la habilidad conseguida por el alumno. Este enfoque pedagógico, aunque es preservado y respetado en muchos estilos tradicionales, se ha visto debilitado y hasta rechazado por algunas escuelas, especialmente en Occidente, poco acostumbrados a seguir obedientemente a un superior.

Las artes marciales japonesas se conocen con el término genérico de budo, «el camino del guerrero». Mientras que las artes tradicionales, propias de una cultura feudal, reciben el nombre de koryu, las posteriores a la restauración Meiji, como el judo, el kendo, o el aikido, son llamadas gendai budo o modernas y están más orientadas a la práctica deportiva o a la mejora personal. Párrafo aparte merecen las practicadas en la isla de Okinawa, donde, tras la invasión del clan Satsuma en el siglo XVII, se desarrollaron técnicas de combate sin armas.

### Oriente y Occidente

El concepto de artes marciales apareció por primera vez en inglés en la edición de 1920 del Takenobu's japanese Dictionary como una traducción del término *bu-gei* o *bu-jutsu* que significa «el arte o resolución de los asuntos militares».

Aunque son de procedencia asiática, en el uso común, el término se refiere a los sistemas de combate desarrollados en todo el mundo, algunos de los cuales se han creado ya en Occidente.

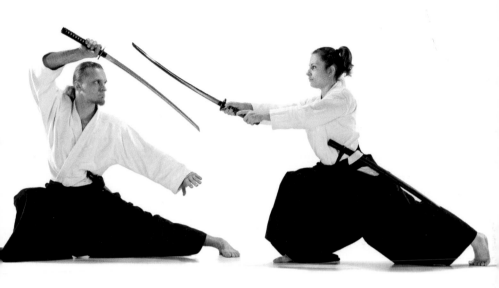

## AIKIDO

El aikido es un arte orientado a la defensa personal, asentado en una profunda base filosófica, según la cual el defensor redirige el movimiento y la energía del ataque a su oponente. La práctica tradicional del aikido rechaza cualquier tipo de competencia y hace hincapié fundamentalmente en el desarrollo de la mente, el cuerpo y el espíritu hasta conseguir la completa armonía. La movilidad, la posición, la precisión y la coordinación son elementos importantes para ejecutar las técnicas y los estudiantes aprenden a llevarlas a cabo de manera flexible. Está considerada una de las artes marciales más difíciles y rigurosas, y su aprendizaje requiere años de práctica.

### Redirigir el ataque hacia quien ataca

En aikido, el defensor redirige el movimiento y la energía del ataque a su oponente. Lo practican hombres y mujeres, sin importar su estatura, peso o edad. Fue desarrollado por Morihei Ueshiba entre 1930 y 1960, y está inspirado en el jujutsu, el arte de la gentileza, y el kenjutsu, que se basa en el uso de la espada.

La palabra aikido está compuesta por tres kanjis, cuya lectura es ai-ki-do, y se traducen por separado como «armonía», «energía» y «camino», respectivamente. Así, una interpretación aproximada de la palabra aikido es «el camino de la armonía con la energía». Esto enfatiza el hecho que las técnicas del aikido se desarrollaron para disuadir a un agresor a través del control de su energía y no bloqueándola.

La práctica tradicional del aikido se realiza principalmente sin armas, aunque apoyada en algunos casos por la espada, la pértiga y el cuchillo (todos ellos de madera). Las técnicas del aikido en rara ocasión implican bloquear el ataque del oponente.

Muchos de los movimientos fluidos del *bokken*, una katana de madera, fueron llevados a las técnicas de defensa sin armas del aikido. y los estudiantes aprenden a llevarlas a cabo de manera flexible y adaptativa.

Los aikidotas practican generalmente en parejas. El atacante (*uke*) inicia una ofensiva contra el defensor (*tori* o *nague*), quien le neutraliza con una técnica de aikido. Durante la práctica, el *uke*, por lo general, ataca en 4 ocasiones al *tori*, cambiando entonces los roles y el *uke* asume el rol de *tori* en las cuatro ocasiones siguientes.

## La energía Ki y el aikido

Ki a veces es traducido como «aliento de energía» o «energía». El kanji de ki representa una olla con arroz y vapor sobre ella. Cuando un aikidota dice que alguien (por lo general instructores de alto nivel) está entrenando con mucho ki, se refiere a que la persona ha desarrollado una gran armonía en la ejecución de las técnicas.

## BUSHIDO

El bushido, literalmente «el camino del guerrero», se desarrolló en Japón entre los periodos Heian y Tokugawa (siglos IX a XII). Era un modo de vida y un código para los samuráis, influenciado por la filosofía zen (ver pág. 52), el confucionismo, y el sintoísmo. La combinación de esas tres escuelas de pensamiento y religiones ha formado el código de los guerreros o bushido.

Del budismo, el bushido toma la relación que se establece entre el peligro y la muerte. El samurái no teme a la muerte ya que creen, tal como enseña el budismo, que después se reencarnarán y volverán a vivir otra vida en la Tierra.

La meditación zen enseña cómo concentrarse y alcanzar un nivel de pensamiento que no puede ser explicado con palabras, por ejemplo, conocerse a sí mismo y no limitarse. El sintoísmo da al bushido su lealtad y patriotismo e incluye la veneración a los ancestros, lo que hace a la Familia Imperial la fuente de la nación, a la vez que la Tierra es cuidada, protegida y alimentada por un intenso patriotismo.

# LOS SIETE PRINCIPIOS DEL CÓDIGO DEL BUSHIDO

Antes de seguir, una advertencia que queda muy reflejada en el honor del samurái y en su código: sed fieles a él y vuestro honor crecerá. Rompedlo , y vuestro nombre será denostado durante generaciones.

• **Gi** (honradez y justicia). El samurái cree en la justicia, pero no en la que emana de los demás, sino en la suya. Sólo existen lo correcto y lo incorrecto.

• **Yu** (valor). El samurái se alza sobre las masas de las gentes, que temen actuar. Un verdadero guerrero debe tener valor. Reemplaza el miedo por el respeto y la precaución para ser respetado sin ni un ápice de duda.

• **Jin** (compasión). Mediante el entrenamiento intenso el samurái se convierte en rápido y fuerte . Desarrolla un poder que debe ser usado en bien de todos. Tiene compasión. Ayuda a sus compañeros en cualquier oportunidad. Si la oportunidad no surge, se sale de su camino para encontrarla.

• **Rei** (cortesía). Los samuráis no tienen motivos para ser crueles. Un samurái es cortés incluso con sus enemigos. Sin esta muestra directa de respeto, no somos mejores que los animales.

• **Meyo** (honor). El auténtico samurái sólo tiene un juez de su propio honor, y es él mismo. Las decisiones que toma y cómo las lleva a cabo son un reflejo de quien es en realidad.

• **Makoto** (sinceridad absoluta). Cuando un samurái dice que hará algo, es como si ya estuviera hecho. Nada en esta tierra lo detendrá en la realización de lo que ha dicho que hará. Hablar y Hacer son la misma acción.

• **Chugo** (deber y lealtad). Para el samurái, haber hecho o dicho «algo», significa que ese «algo» le pertenece. Es responsable de ello y de todas las consecuencias que le sigan. Las palabras de un hombre son como sus huellas; puedes seguirlas donde quiera que él vaya. Cuidado con el camino que sigues.

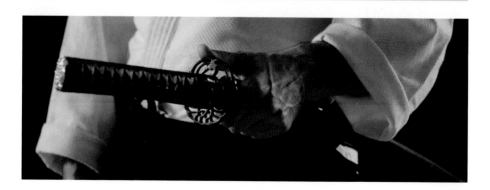

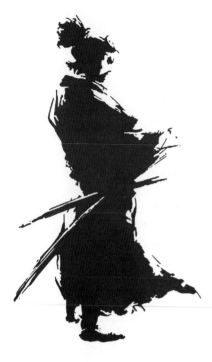

En definitiva, el bushido pone el énfasis en la lealtad, el autosacrificio, la justicia, el sentido de la vergüenza, la pureza, la modestia, la frugalidad , el espíritu marcial, el honor y el afecto.

### Justicia y samuráis

La justicia es uno de los principales factores en el código del samurái (ver pág. 00). Las acciones injustas son consideradas denigrantes e inhumanas. Amor y benevolencia son virtudes supremas y actos dignos de un príncipe. Los samuráis seguían un ceremonial específico cada día de su vida, así como en la guerra.

Sinceridad y honestidad eran tan valoradas como la vida. *Bushi no ichi-gon*, «la palabra de un samurái», trasciende un pacto de confianza y completa fe y no había necesidad de ponerlo por escrito.

El samurái también necesitaba un completo auto-control y estoicismo para ser totalmente honroso. No mostraba signos de dolor o alegría. Soporta todo interiormente, nada de gemidos y lloros.

## JUDO

La palabra judo, arte marcial fundado por Jigoro Kano en 1882, está formada por dos kanjis, ju y do y significa «camino de la flexibilidad». Su filosofía intenta explicar que la forma de vencer una fuerza no es oponiéndose a ella, sino todo lo contrario, apoyándola y dirigiéndola para tu propio fin. A pesar de su corta vida, este arte ha conseguido gran aceptación en todo el mundo y en la actualidad es un deporte olímpico.

Kano, cuando lo fundó, quiso recoger la esencia del jujitsu y las artes de lucha del lejano Oriente en un arte único y básico y combinó las técnicas. En contra de lo que generalmente se piensa o podría parecer, dado su carácter de lucha, no se trata de un deporte violento, sino más bien todo lo contrario, ya que la fuerza física no es un elemento fundamental y desde el comienzo de su práctica, de forma reglada, se busca la mayor eficacia en el combate con el mínimo esfuerzo.

## «Oponer la fuerza a la fuerza no es la solución»

Así, Kano, cuando tenía veinte años, fundó el primer kodokán (escuela de judo) en 1882, en Shitaya. Enseguida, se convirtió en un maestro distinguido y estableció la filosofía oriental del judo que sostiene que debe hacerse un entrenamiento mental y físico para conseguir que la mente y el cuerpo estén en un estado de armonía y equilibrio.

El origen del jujitsu, que como hemos dicho daría paso al judo, también está lleno de poesía. En el siglo VIII, Shirobei Akiyama (un médico anciano y sabio) durante sus horas de meditación, se enfrentaba siempre a la misma pregunta: «Oponer la fuerza a la fuerza no es la solución, ya que la fuerza es vencida por otra más fuerte». Decidió entonces retirarse a un pequeño templo para ver más claro y se impuso la meditación de cien días para lograr llegar a una conclusión.

Una mañana nevada, mientras se paseaba por el jardín del templo, pudo encontrar por fin la respuesta tan esperada. Primero oyó el crujido de una rama gruesa de cerezo que se rompió en seco a causa del peso de la nieve y

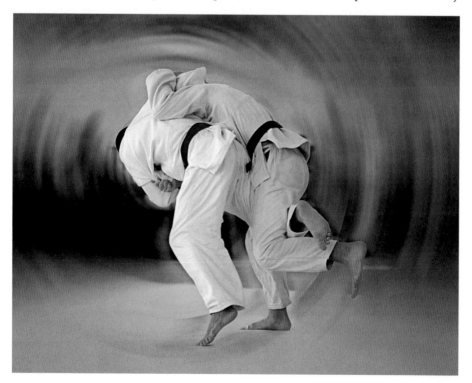

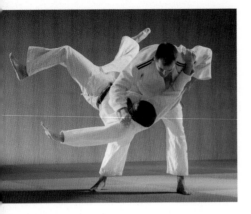

después vio un sauce a la orilla del río: sus ramas flexibles se doblaban bajo el peso de la nieve, hasta que liberaban su fardo, para luego volver a su posición, intactas. Esta visión iluminó a Shirobei Akiyama, que descubrió el gran principio de la no resistencia.

## Flexibilidad

El médico de Nagasaki reformó completamente su enseñanza, que más adelante tomaría el nombre de Yoshin-ryu, la escuela del corazón del sauce, el arte de la flexibilidad. Se incorporó así la palabra ju (flexibilidad), que dio paso a jujitsu. Los guerreros, entonces, se formaban militarmente en la práctica del jujitsu, tanto contra adversarios armados como desarmados.

En aquel momento, Japón constituía un mosaico de continuas guerras intestinas, de enconadas luchas por el poder, con breves intervalos de paz. No es extraño, por tanto, que las artes marciales encontraran allí terreno fértil para su desarrollo.

El judo, como el aikido, tiene como objetivo derribar al oponente usando la fuerza del mismo. El combate de judo se podría dividir en dos partes igualmente significativas: trabajo «en Pie», en el que se busca la proyección del contrario y trabajo «en Suelo», donde se logra vencer bien por inmovilización, luxación o estrangulación.

El objetivo del judoka en un combate es lograr el ippon (10 puntos), lo que supone ganar el combate. El ippon se puede conseguir gracias a tres factores: una proyección limpia en la que el rival cae de espaldas, con suficiente fuerza y velocidad; inmovilizar al rival (con la espalda pegada al suelo) durante 25 segundos, o por abandono del rival debido a luxación o estrangulación.

## Vestido y cinturón

La vestimenta usada es el keikogi, que recibe el nombre de judogi, y con el cinturón forma el equipo personal y necesario para poder practicarlo. El judogi puede ser blanco o azul, aunque el azul no es más que un añadido para simplificar el arbitraje. Los cinturones comienzan por el color blanco y le siguen el amarillo, naranja, verde, azul, marrón y negro.

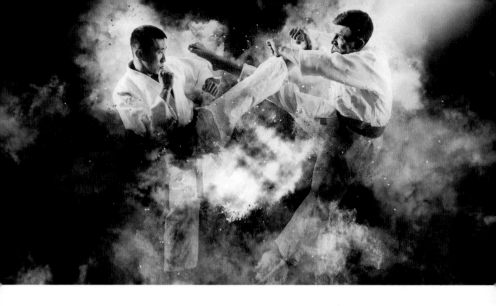

Después del negro aparecen otras graduaciones denominadas «dan» que llegan hasta el 10º. El lugar donde se práctica recibe el nombre de dojo y en el suelo hay unas colchonetas de unos 15 cm de ancho llamado tatami para no dañarse al caer.

## KARATE

Karate do es una expresión japonesa que se puede traducir como «el camino de la mano vacía», y nos da una idea del sentido de este arte marcial en el que nos·encontramos con todo tipo de técnicas de defensa, ataque, derribo, luxación e inmovilización pero siempre sin armas. Esta disciplina deportiva es una de las más completas de su género.

El karate es un arte marcial japonés que se caracterizada por movimientos veloces y rectilíneos, si bien existen muchos estilos de karate distintos que puntualizan en mayor o menor medida esta característica. Se cree que el karate tuvo sus orígenes en Okinawa, probablemente como fusión de un estilo de kung fu traído desde países del este de Asia (principalmente las actuales China y Corea) con las técnicas de lucha de la zona, conocidas como Okinawa-te o simplemente Te.

La prohibición de usar armas durante dos largos periodos de la historia de Okinawa probablemente contribuyó a que no se utilizaran armas en su práctica y se desarrollara la lucha cuerpo a cuerpo.

Este *genkai budo* nace formalmente a finales del siglo XIX, con los viajes de algunos habitantes de la isla para el estudio de técnicas de lucha al continente y su posterior regreso.

Los estadounidenses instalados en Okinawa desde el fin de la Segunda Guerra Mundial aprendieron el karate y llevaron el arte marcial a su país, donde creció en popularidad y se extendió por todo el mundo.

## Diferentes escuelas

En el karate existen varias escuelas diferenciadas: los estilos japoneses, entre los que se encuentra el shotokan, y los estilos tradicionales u okinawenses (Shi-to-Ryu, Wado-Ryu, Goju-Ryu y Shorin-Ryu), que, a su vez, generan dentro de cada estilo una escuela independiente de otra. El maestro o la persona que enseña las técnicas de karate se denomina «sensei». Al alumno más antiguo del dojo, y que recibe la instrucción en las técnicas de karate, se le llama «sempai».

No es deporte olímpico, pero es el deporte no olímpico más practicado en el mundo. Aún así está considerado por muchos no como deporte, sino como vía espiritual para formarse como persona, ya que se encuentra en el camino del budismo.

## «En el karate no hay ataque»

Salvando las diferencias y las técnicas, el estilo shotokan hará hincapié en el aspecto competitivo del karate, mientras que el shotokai, por ejemplo, dejará este aspecto a decisión del practicante y se centrará en la mejora personal, tanto en los aspectos físicos como espirituales, karate-do.

Existe un lema crucial en el karate-do: «*Karate ni sente nashi*». Esto significa: «En el karate no existe el ataque». Describe de forma perfecta el pensamiento del karateka, no deben usarse sus conocimientos para atacar a nadie, sólo en último caso y siempre debe utilizarse como defensa.

El fin del karate es la mejora individual, no el ataque ni la preparación para un combate. Prudencia y humildad son dos conceptos seguidos de forma tradicional por los practicantes de este arte.

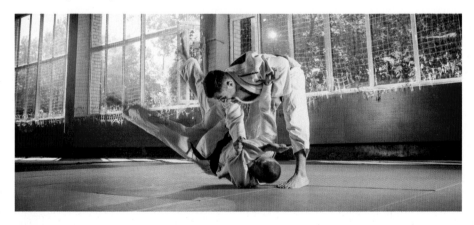

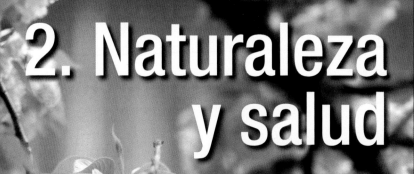

# 2. Naturaleza y salud

«Con muchas
caricias suaves,
se tala un árbol»

PROVERBIO JAPONÉS

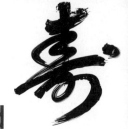

# Okinawa, la eterna juventud

Ogimi es un pueblito al norte de la isla de Okinawa, en Japón, donde viven tres mil habitantes. Está en medio de la selva y allí no hay bares ni tiendas, no hay hoteles. Recordemos que Okinawa es un archipiélago en Japón que posee el récord de longevidad.

La fórmula parece estar en dos elementos clave: los alimentos y las medicinas. La población de Okinawa consume frutas, verduras, soja y sus derivados, pescado y algas kombu, e ingiere entre un 30% y un 40% menos de calorías que los ancianos de áreas geográficas occidentales.

Otro de los factores que parecen tener un gran impacto en el prolongamiento de sus vidas es el sentido de pertenencia, junto con la conciencia de jugar un papel importante para la familia y la comunidad. Allí viajaron Francesc Miralles y Kirai-Héctor García. Poco antes de que llegasen para entrevistar a los ancianos, habían estado allí otros dos grupos de investigadores: unos médicos suecos que estudiaron la dieta y la alimentación de sus habitantes, y unos sociólogos franceses.

Miralles y Kirai fueron los primeros en interesarse por sus características psicológicas. Presentamos el resumen de su testimonio, recogido en sus libros (ver pág. 167), y también conversamos con ellos sobre su experiencia.

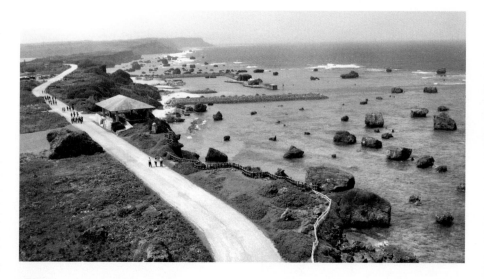

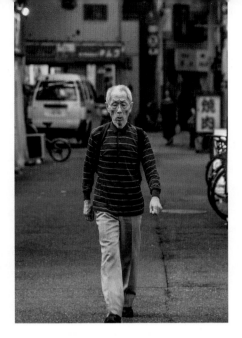

«Nos interesábamos por su rutina, qué hacían desde que se levantaban hasta que se iban a dormir, cuál era su secreto para mantenerse en forma hasta tan mayores, y por qué deseaban vivir tantos años».

### El descubrimiento

«Cuando les preguntábamos por su *ikigai*, que es la palabra japonesa para designar la razón de vivir (ver pág. 30), había sobre todo dos respuestas. El principal motor de su motivación era sin duda los amigos. En Ogimi existen los *moai*, una especie de clubs de ancianos donde se reúnen cada y tarde y realizan diferentes actividades. Además de fomentar la sociabilización y de cubrir su parte afectiva, los *moai* funcionan como cooperativas económicas: sus miembros ingresan una cuota mensual que va a un fondo común, y el *moai* cubre el gasto de cualquier eventualidad».

Es decir, aunque algunas de estas personas quizás no tengan familiares cercanos, todos se sienten acogidos y contenidos por esta comunidad. La segunda motivación para ellos es trabajar en el huerto. Se levantan a las seis de la mañana para ver cómo van sus frutas y verduras. Están pendientes de si todo va bien, si hay algo listo para recoger, etc. Y luego lo preparan, lo regalan a los amigos… Tienen la sencillez de la gente del campo.

### Los amigos y el huerto, motor vital

«Entendimos que existe una serie de ventajas físicas del lugar que favorecen la longevidad. El clima subtropical, por ejemplo, que es amable con los ancianos porque va de los 28 a los 30 grados. No hay contaminación tampoco, al no haber industrias y muy pocos coches, ni estrés. Allí se vive como hace 400 años, con calma. Y la alimentación es también muy importante, muy saludable. Beben mucho té verde y una bebida con un cítrico, el *shikuwasa*, ¡que es cien veces más antioxidante que un pomelo! Pero está claro que además del entorno, para superar los cien años hay que tener ganas de vivir. Si estás triste, descuidarás el cuerpo y probablemente morirás antes, que es lo que ocurre muchas veces con nuestros ancianos, que dejan de comer en lo que es una especie de eutanasia encubierta».

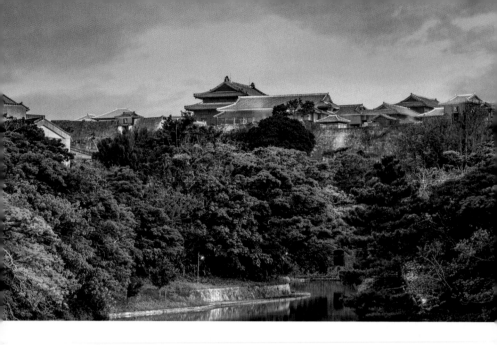

## La vejez y los ancianos, aquí y allí

«En Occidente la vejez está vista como un mal y en Japón no es así. Allí cumplir años es ponerse medallas: la edad está por encima de la jerarquía. Imagina que se encuentran en un ascensor el presidente de la Sony y un hombre de 90 años que vende periódicos. Quien tiene que inclinar más el cuerpo en su reverencia es el directivo, porque el anciano merece más respeto que el poderoso. Por eso un objetivo en Japón es llegar a los cien años, las tres cifras, y para eso se cuidan, hacen deporte, se alimentan bien. Es un hito poder decir "mira, he llegado hasta aquí"».

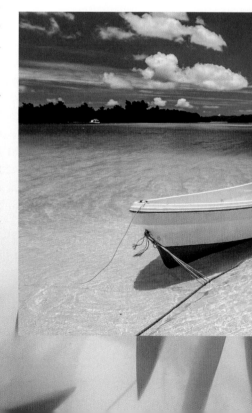

«Yo conocía mucho Japón, también como investigación para mi libro *Wabi-Sabi*, y sabía que en las ciudades la gente es muy educada pero bastante fría. En Ogimi, en cambio, bromeaban constantemente. Tienen un carácter muy latino, se reían mucho».

## Amistad y actividad

«No esperábamos que los fuertes lazos con los amigos fuesen tan importantes para la esperanza de vida. Sus relaciones son casi familiares: saben todo los unos de los otros, mucho más de lo que nosotros solemos saber aquí de nuestros amigos. Y eso les aporta mucha seguridad y autoestima. Recuerdo a una mujer de 99 años que visitó en un asilo a un amigo que estaba mal de salud. Ella le reñía, le decía: "lo ves, te dije que no cerraras el almacén de legumbres. Cuando lo tenías, hacías cuentas, la cabeza te funcionaba. Ahora mira cómo estás"».

Sí. Allí la gente no se retira nunca, no existe la jubilación, ni siquiera existe la palabra en japonés, aunque hay algo parecido que significa «cambio de ciclo».

Ellos siempre quieren mantenerse activos. Hace un tiempo hice de guía para un grupo de personas con las que visitamos varias zonas rurales de Japón. Me sorprendió que en muchos lugares hubiera voluntarios. Recuerdo llegar a una estación donde tres ancianos, con su identificación, nos esperaban con mucha ilusión al salir del tren para ayudarnos y así practicar su inglés.

Quieren *trabajar* hasta el último día, por eso consideran que lo que hacemos aquí con la jubilación es la muerte. De hecho en Occidente hay muchas depresiones en ese momento de la vida: mi padre, por ejemplo, murió pocos años después de prejubilarse porque se sentía totalmente inútil. Cuando trabajas

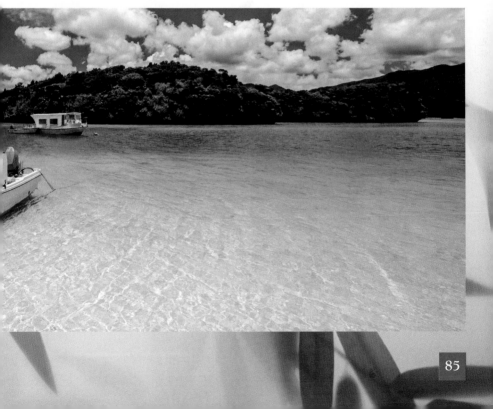

estás ganando dinero para pagar la casa, para costear la carrera a un hijo… allí hay un *ikigai*. Pero de repente todo para y te preguntas «¿y ahora qué hago con mi vida?». Te quedas en casa viendo la tele y se te viene el mundo encima.

## La esperanza de vida en Japón ha aumentado en 30 años durante las últimas cinco décadas

Japón siempre figura en los primeros lugares de los países más longevos. Cuentan allí con personas que superan los 115 años, y con muchos ancianos que gozan de una vida larga y próspera. Pero ni esto era así hace unas décadas ni se puede explicar exclusivamente por la dieta de sus ciudadanos.

¿Por qué es el país con mayor esperanza de vida del mundo? Durante mucho tiempo, esto se ha intentado explicar a través de «la dieta Okinawa» en referencia a las islas del sur de Japón, que es una de las «zonas azules» de la longevidad, según los estudiosos.

Según el *Okinawa Centenarian Study,* la longevidad, lozanía y felicidad de los japoneses se debe a una dieta basada en un alto consumo de pescado, cereales integrales, verduras, tofu y algas kombu, también conocidas como «kelp».

Teniendo en cuenta que la dieta mediterránea podría considerarse casi tan buena como la de Okinawa, según un estudio publicado en *The Lancet* sobre el sistema de salud japonés, las causas son muy diversas y no están relacionadas únicamente con la alimentación.

El melón amargo (*momordica charantia*) es habitual en Okinawa, en donde se emplea para hacer «chanpuru», un plato muy popular.

### La sal, la asistencia sanitaria y la familia

El 1 de abril de 2011 se cumplieron 50 años de la implantación de la asistencia sanitaria universal en Japón, una decisión estatal que ha provocado que, desde entonces, la esperanza de vida haya aumentado en la espectacular cifra de 30 años. La difusión de las vacunas, la lucha contra la tuberculosis y el tratamiento de las enfermedades infecciosas, así como la reducción de las enfermedades cardiovasculares

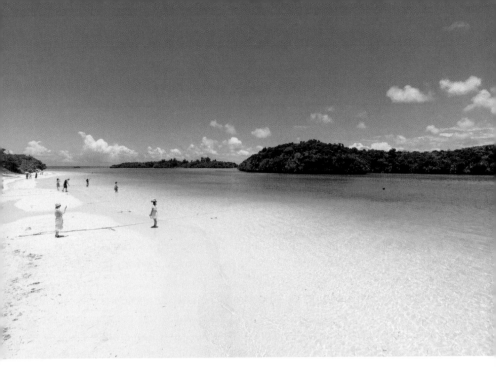

explican este crecimiento exponencial, gracias a las campañas de concienciación contra el abuso de la sal, ya que Japón es, junto a Finlandia, uno de los países donde más se consume gracias a platos como la sopa miso.

Además, los japoneses son mucho más conscientes que los occidentales de la necesidad de hacerse chequeos de forma regular, gracias a las campañas de salud pública del gobierno. «Todo el mundo en el colegio, en el trabajo y en las comunidades tiene acceso a análisis masivos gracias a las autoridades locales», explica Shibuya. Los más adinerados se pueden permitir de forma anual revisiones profundas de todo su organismo, conocidas como "el humano en el dique seco" (*Human Dry Dock*), en las cuales pasan días enteros en una clínica sometiéndose a toda clase de pruebas.

No son los únicos factores relacionados con las políticas públicas que explican la longevidad japonesa. Gracias al apoyo estatal y a la forma en que el sistema de salud está diseñado, los ancianos suelen vivir una jubilación más tranquila, aunque tradiciones como el cuidado de las parejas ancianas por parte de la nuera cada vez se encuentran menos extendidas debido al ingreso de la mujer en el mercado laboral.

El cuidado de los ancianos en sus propios hogares, y no en residencias y hospitales, a las que se recurre sólo en casos excepcionales, es mucho más habitual que en Occidente. Además, las autoridades públicas animan a los ciudadanos a retrasar su jubilación o iniciar una nueva carrera tras retirarse, algo que los mantiene activos física y mentalmente durante más tiempo.

## Comer en pequeñas cantidades

Todo ello no quiere decir que una dieta sana no sea importante a la hora de prolongar las vidas de los nipones. Olvidando los mitos que rodean a la dieta Okinawa, hay muchos alimentos que se consumen muy a menudo, casi a diario, en los platos japoneses como el tofu, el pulpo, el calamar o las algas marinas que son útiles para prevenir el cáncer de estómago o la arterioesclerosis. Además, la costumbre japonesa de comer raciones pequeñas y alimentos poco calóricos como el pescado y las verduras basta para alargar un puñado de años la vida de los ancianos japoneses.

Además, en contra de lo que podamos pensar, la alimentación japonesa ha evolucionado de mano del desarrollo económico del país en las últimas décadas. El célebre almuerzo que todos los niños disfrutan en la escuela se remonta a poco antes de la Segunda Guerra Mundial, cuando un monje budista que supervisaba un centro en Tsuruoka decidió dar cada día *onigiri* (arroz en forma de bolas), pescado a la plancha y verduras conocidas (*tsukemono*) a los estudiantes, ya que muchos de ellos acudían con la tripa vacía a la escuela. Pronto el arroz pasó a ser parte esencial de la alimentación diaria de los más pequeños.

Finalmente, los japoneses han sabido concentrar en pequeños trozos o raciones pequeñas, lo más sano y sabroso del mundo de la nutrición.

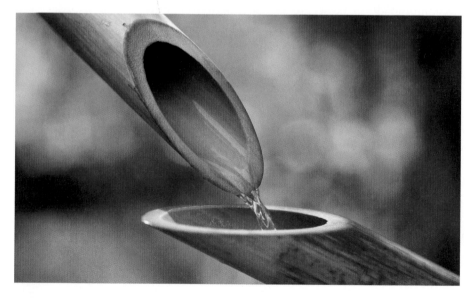

# Hanami: los cerezos en flor son una fiesta

Las flores y sus celebraciones son muy importantes en la cultura japonesa y el hanami («mirar las flores») es la costumbre tradicional japonesa de festejar la belleza de la naturaleza en su etapa de floración. De hecho, la fiesta de los cerezos en flor es muy popular y todos los japoneses esperan con impaciencia que llegue ese período para ir al campo.

Esta época se encuentra entre los momentos más apreciados del año con la aparición de las primeras flores (*kaika*) y el momento de máxima floración (*mankai*).

Casi siempre se opta por acercarse a disfrutar de la belleza de los cerezos en flor. Así, a partir de finales de marzo o inicios de abril, momento en que los sakura florecen por todo Japón, familias y grupos de amigos se trasladan a ver el espectáculo. Y, aunque en el archipiélago nipón no faltan bellos lugares en los que admirar los cerezos en flor, sí que existen unos lugares preferidos : Yoshinoyama, en la prefectura de Nara, y el parque de Ueno, en Tokio.

Hasta tal punto llega la afición que, en la actualidad, las cadenas de radio y televisión emiten boletines regulares advirtiendo de las distintas zonas en las que

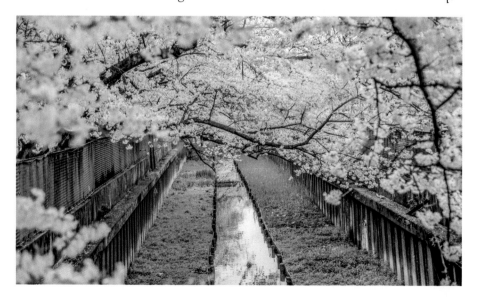

está teniendo lugar la floración de los cerezos para que los visitantes se vayan creando un recorrido a su gusto.

Como el país es alargado, la floración se extiende de marzo a mayo, de sur a norte; así, los primeros cerezos del año florecen en las islas de Okinawa en enero (la región más meridional) y los últimos en la isla de Hokkaido (la región más septentrional). Los fanáticos del hanami pueden, entonces, ocupar parte de su tiempo libre en recorrer las distintas localidades. El hanami continúa en la noche con el nombre de yozakura («cerezos de noche»).

La práctica de hanami tiene siglos de antigüedad. Se cree que empezó durante el período Nara (710-784). Sin embargo eran las flores de los ciruelos las que se admiraban en esa época, y sólo a partir del período Heian empezó la admiración por las sakura.

El emperador Saga, del período Heian, adoptó esta costumbre e hizo fiestas de «contemplación de las flores» con sake bajo las ramas de los cerezos en flor. Después, en los tanka y los haiku, la palabra flor se unió para siempre con la de hanami, relacionada también con la existencia de dioses en el interior de los árboles a los que les hacían ofrendas a los pies de los sakura. Además, se escribían poesías alabando las flores sensibles, que se interpretaban como una metáfora de la vida misma, luminosa y bella, pero pasajera y efímera. Ese fue el inicio del hanami.

La costumbre se limitó en sus orígenes a la elite que formaba la corte imperial, pero rápidamente se extendió a la sociedad de los samuráis y, a partir del período Edo, a toda la población. Bajo las ramas de los sakura tomaban su almuerzo y bebían sake.

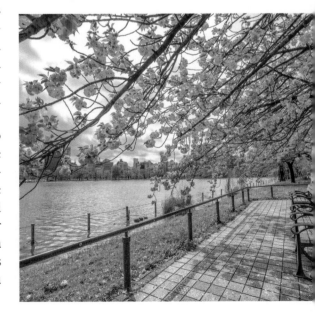

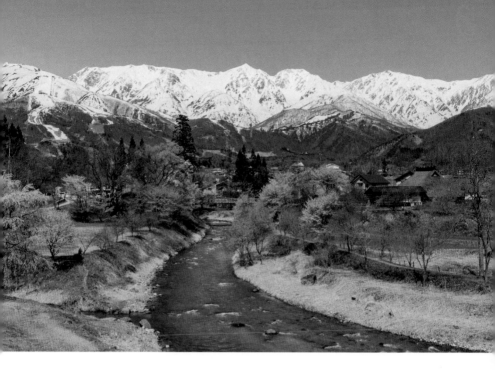

# Los Alpes japoneses

Los Alpes Japoneses son una cadena montañosa que separan la isla de Honshu en dos partes. Están formados por las montañas Hida, Kisa y Akaishi. Shirakawago, a los pies del monte Hakusan, es uno de sus pueblos más tradicionales. Takayama, a su vez, representa períodos pasados en pleno siglo XXI.

### Takayama
Viajar en tren de Osaka a Takayama, en el corazón de los Alpes japoneses, es como vivir una lección en directo de la geografía del país. Se inicia a orillas del mar, en una ciudad de aire futurista, con rascacielos y un aeropuerto construido en una isla artificial; luego hace parada en Kioto, la antigua capital (ver p. 00) y, a partir de aquí, se abre a una plácida llanura, hasta que, para terminar, el tren se adentra en una región montañosa dominada por los bosques.

Durante el trayecto podremos comprobar que dos terceras partes del territorio del Japón están ocupadas por bosques y que la población se concentra en la parte llana, que comprende sólo el veinte por ciento del país. Por eso a veces da la impresión de superpoblación. Junto a la proverbial puntualidad extrema, el silencio que reinaba en los vagones del tren a Takayama invitaba a la idea de que estábamos participando de algún modo en una especie de viaje iniciático hacia el corazón de la naturaleza. Cosas que pasan en Japón.

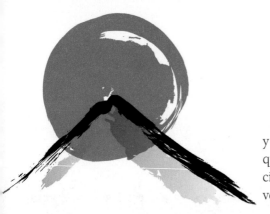

El tren se abre paso por gargantas y valles, siguiendo el curso de un río que parecía asediado por una vegetación tupida y blanqueada por una nieve tímida.

Algunos viajeros tienen la sensación de que los bosques japoneses parecen estar animados. Quizá tiene que ver con la religión sintoista, que veneran los kami, los espíritus de la naturaleza, o quizá con el gran cariño con que los japoneses miman el mundo natural. En cualquier caso, la devoción que en Japón sienten por los bosques es incomparable.

Al llegar a Takayama aparece un fondo de cumbres nevadas que cierra el horizonte. Allí aparecen los Alpes japoneses.

A finales del XIX, dos ingleses, el arqueólogo William Gowland y el misionero Walter Weston, dieron el nombre de Alpes Japoneses a la cadena de montañas que atraviesa la isla de Honshu y que incluye los montes Kiso, Hida y Akaishi, con picos de más de 3.000 metros.

## Murakami

Takayama es un buen lugar para explorar los montes Hida. Cuenta con el barrio de Sanmachi Suji, con calles tradicionales y hermosas casas de madera del período Edo, un mercado junto al río Miyagawa y santuarios como el de Sakurayama Hachimangu, que parecen fundirse con el bosque.

En lo alto del templo, entre la sinfonía de colores de los arces, llama la atención la llamada Piedra del Loco. Si la tocas, dice una inscripción, enloquecerás.

Puede recordaros las cosas extraordinarias que suceden en las novelas de Murakami, en especial en Kafka en la orilla, donde una misteriosa piedra da acceso a otro mundo.

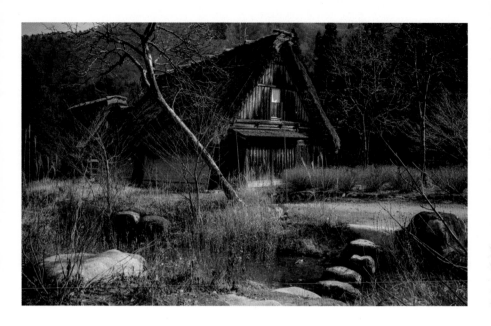

Para vivir la montaña de cerca hay que subir a un autobús que en hora y media te lleva a Shinhotaka, al pie de los Alpes. A lo largo del sinuoso camino, siempre en ascenso, algunos pasajeros se apearon en Hirayu, donde, gracias a la actividad volcánica, abundan los onsen (baños termales, ver pág. 00) al aire libre. Al final del trayecto apareció la aldea de Shinhotaka, de donde parte un telecabina que en dos tramos y en pocos minutos te lleva a los 2.100 metros de altura. Desde allí, la vista es impresionante, con un circo de montañas nevadas que paecen asediar a Shinhotaka.

Aquí no encontrarás monos que acudan a bañarse en el agua humeante, como ocurre en Kamikochi, pero la sensación de estar en comunión con la naturaleza es ciertamente incomensurable.

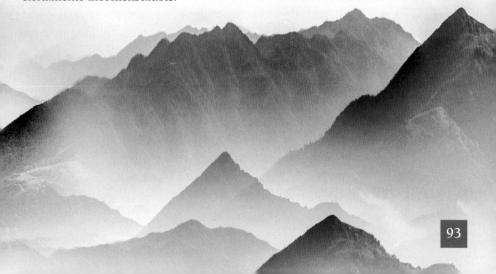

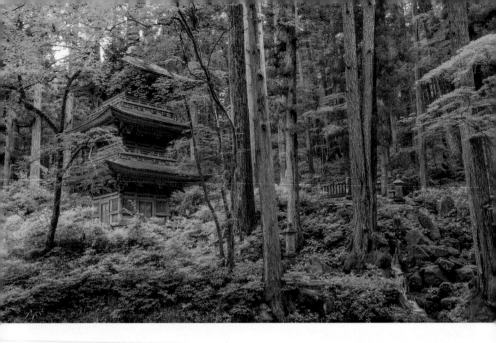

## Shirakawago

La aldea de Shirakawago es otra excursión imprescindible desde Takayama para quien quiera aprehender la esencia del Japón rural, por ejemplo con las casas tradicionales, esparcidas en armonía entre los arrozales. Sus tejados, recubiertos con dos palmas de paja compactada, están tan inclinados que se asemejan a la posición de las manos cuando rezamos". El conjunto de la aldea, rodeado de montañas, parece de cuento, y el interior de las casas desprende calidez. Sin embargo, un norteamericano enamorado de Japón, Alex Kerr, cuenta en el libro *Japón perdido*, publicado en japonés en 1993, que cuando compró una casa tradicional en el valle del Iya, en la isla de Shikoku, no le resultó fácil restaurarla, ya que los artesanos tradicionales se van perdiendo.

En Shirakawago, sin embargo, la tradición es negocio y la mayoría de las casas se encuentran en perfecto estado de revista. De todos modos, el exceso de viajeros y las muchas tiendas de souvenirs transmiten la sensación de que, aun siendo una aldea muy bella, corre el riesgo de convertirse en un parque temático. Al día siguiente podéis acercaros hasta el mar del Japón, al otro lado de la isla de Honshu. Si váis en otoño, los colores y la visión de la alta montaña son una maravilla hasta llegar a Kanazawa, en la zona podéis conseguir un original mapa-calendario en el que se indican los días en los que se prevé que los colores de los árboles adquirirán su mejor tonalidad.

Kanazawa es una ciudad sumamente agradable que recuerda a Kioto, aunque más pequeña. Tanto el antiguo castillo como los jardines Kenrokuen, considerados entre los tres más bellos del Japón, son una verdadera maravilla. No es fácil describir la belleza de las hojas de este parque.

Allí nada parece casual, ya que muchos jardineros se ocupan de que todo esté en su lugar. Incluso el reflejo de las ramas en los lagos parece estudiado.

## Poda ornamental

Con cordeles que tiran de las ramas hacia arriba o que las mantienen en planos horizontales, la poda ornamental es muy común en Japón. La llaman niwaki, expresión que podría traducirse como "el arte de la escultura aplicado a los árboles". Su objetivo es conseguir un entorno acogedor que en algunos casos raya la perfección, como sucede en Kenrokuen.

## Una intensa relación con la Naturaleza

*"La gente de hoy se separa de los otros con muros de cemento que impiden que circulen la conexión y el amor. La naturaleza ha sido derrotada en nombre del progreso".* (Yasunari Kawabata, premio Nobel de Literatura en 1968).

Por suerte, hay lugares en Japón, como los Alpes japoneses, que permiten pensar que no siempre es así.

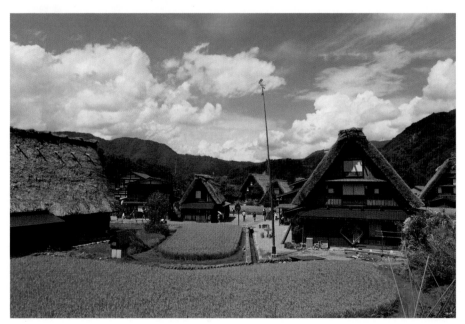

# Kumano Kodo

### El Camino y los templos

Durante más de mil años, desde emperadores hasta la persona más humilde han realizado algún tipo de peregrinación a Kumano (o «Kumano Kaido», del mero nombre existen más de veinte variantes). Estos peregrinos utilizaban una red de rutas que se extendía sobre toda la montañosa península de Kii, hoy conocida como Kumano Kodo (El Camino de Kumano).

La caminata en sí era parte integral del proceso de peregrinaje porque incluía estrictos ritos religiosos de adoración y purificación. Caminar por el antiguo Kumano Kodo es una forma única de experimentar el singular paisaje cultural del territorio espiritual de Kumano. En julio de 2004 las rutas de peregrinaje del Kumano Kodo fueron registradas Patrimonio de la Humanidad por la UNESCO.

El peregrinaje por Kumano está basado en una visita venerable a los tres grandes templos de Kumano. En conjunto se les conoce como «Kumano Sanzan»: *Kumano Hongu Taisha*, *Kumano Hayatama Taisha* y *Kumano Nachi Taisha*.

Una característica del Kumano Kodo son los Oji, templos subsidiarios de las deidades de Kumano que marcan las rutas. Eran importantes como sitios religiosos y de ofrendas y aún siguen siendo elementos esenciales del peregrinaje en Kumano.

### LAS RUTAS A KUMANO
### Nakahechi, la ruta imperial

La ruta de Nakahechi comienza en Tanabe, en la costa Oeste de la península de Kii y discurre hacia el Este y las montañas en dirección a los grandes templos de Kumano. Es la ruta más popular entre los peregrinos de Japón occidental. Desde el Siglo X, la ruta de Nakahechi fue utilizada extensivamente por la familia imperial

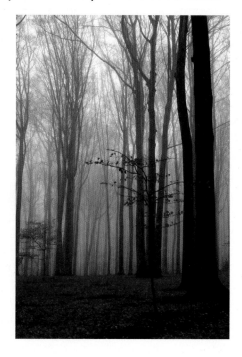

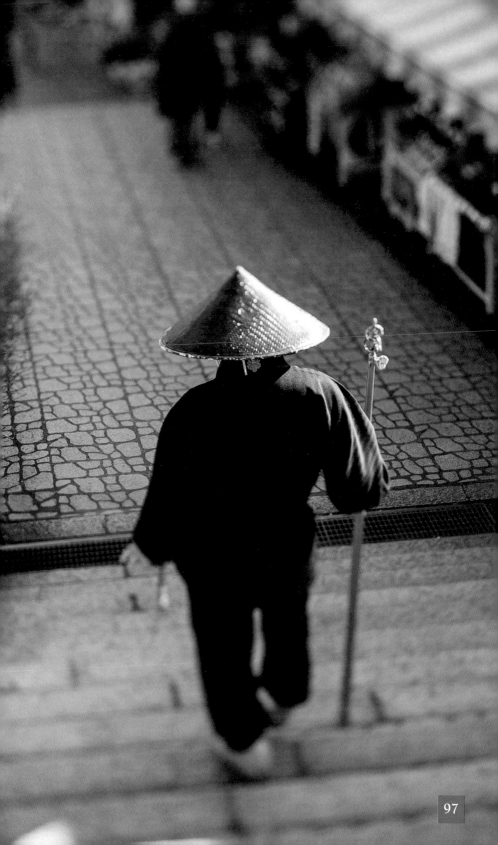

en peregrinación desde Kioto. Este sendero tiene alojamiento tradicional en villas aisladas sobre la ruta y es excelente para caminatas de varios días.

## La ruta montañosa

La ruta de Kohechi atraviesa el centro de la península de Kii de norte a sur, uniendo el complejo de templos budistas de Koyasan y el Kumano Sanzan. Se caracteriza por senderos empinados que cruzan tres pasos de más de 1000 metros de elevación a lo largo de sus 70 km de longitud. El Kohechi es una caminata aislada en sus secciones del norte y los excursionistas deben estar bien preparados al intentarlo.

## Ohechi, la ruta costera

La ruta de peregrinación se extiende hacia el sur desde Tanabe a lo largo de la costa hasta el Templo Fudarakusan-ji. Las vistas desde los pases bien conservados ofrecen amplias vistas panorámicas sobre el Océano Pacífico. Durante el período Edo (1603-1868), esta ruta se utilizó tanto para el culto como para hacer turismo, y el hermoso paisaje atrajo a muchos escritores y artistas.

## Iseji, la ruta del Este

La ruta Iseji corre a lo largo de la costa este de la península de Kii entre el santuario Ise-jingu y el Kumano Sanzan. El uso de este sendero aumentó dramáticamente en el período Edo (1603-1868) con el creciente número de peregrinos al Santuario Ise-jingu. Después de rendir homenaje en Ise, los devotos continuarían en la ruta de Iseji a Kumano. Para evitar la erosión de las fuertes

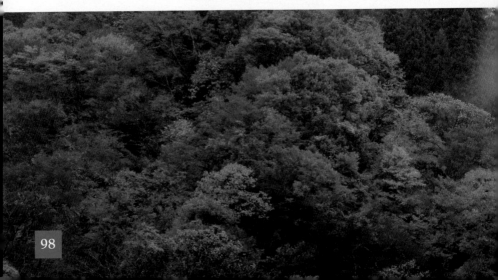

lluvias, se pavimentaron secciones extensas con adoquines pintorescos. Esta ruta tiene una diversidad de puertos de montaña, bosques de bambú, arrozales en terrazas y playas.

### Recorrer el camino de Kumano

El emblema del Kumano Kodo es un cuervo de tres patas típico de la mitología sintoísta japonesa. Este cuervo aparece a menudo por allí y recibe el nombre de *yatagarasu*, el mensajero de los dioses.

Los caminos de Kumano son un regalo para todo aquel que disfrute del senderismo, la naturaleza, la espiritualidad, el silencio y preciosos santuarios, ya que en la península de Kii la naturaleza es espectacular. Hay grandes y centenarios cedros cuyas raíces se entrelazan como formando familias; enormes árboles de alcanfor o *kusunoki*; riachuelos y cataratas que caen tras una pagoda y hacen que el tiempo se detenga; niebla que aparece y desaparece creando imágenes únicas; *onsen* exteriores espectaculares, hasta en las márgenes de los ríos, que nos ayudan a recuperarnos del cansancio; pequeñas aldeas donde parece que el tiempo se haya detenido y pequeños oji o santuarios secundarios que marcan el camino y nos mueven a continuar.

De hecho, los *oji* dan cobijo a las 'deidades menores' del Kumano Kodo y sirven como lugar de rezo y de descanso, por lo que protegen y guían a los peregrinos durante el camino.

La visita del camino de Kumano requiere cierta planificación. En general existen dos opciones básicas para disfrutarlo: 1) Hacer alguna o varias de las rutas de peregrinación, todas ellas fáciles de seguir, existe abundante información detallada. Y las personas que quieran hacer algún tramo relativamente corto y fácil, sin dedicar días y días al camino, pueden seguir la Opción 2): elegir una ciudad como base de operaciones y hacer excursiones desde allí. En este segundo caso os recordará al Camino de Santiago.

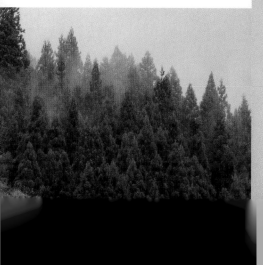

# Shinrin-yoku, la medicina de los bosques

### Bosques que sanan

Los estudios científicos sobre el poder del shinrin-yoku, la terapia de los «baños de bosque», confirman que el contacto con el verde restaura y potencia la salud corporal y mental.

En Japón, la naturaleza siempre ha sido un pilar esencial de la salud y devoción de los habitantes. No solamente el sintoísmo pone la naturaleza en el centro de la existencia humana, cuyos templos son los bosques donde los practicantes acuden en busca de inspiración. También los templos budistas y monasterios suelen ubicarse en entornos naturales, así como las salas de meditación acostumbran a dar a jardines llenos de árboles.

### El nacimiento del shinrin-yoku

La filosofía de regresar a los bosques para curarnos es por lo tanto antigua, pero las investigaciones científicas que empezaron en los años ochenta en Japón han llamado la atención de las autoridades sanitarias, hasta convertirlo en tendencia en todo el mundo.

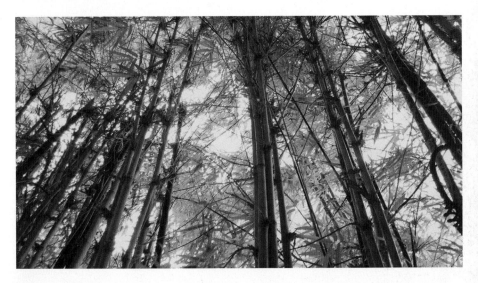

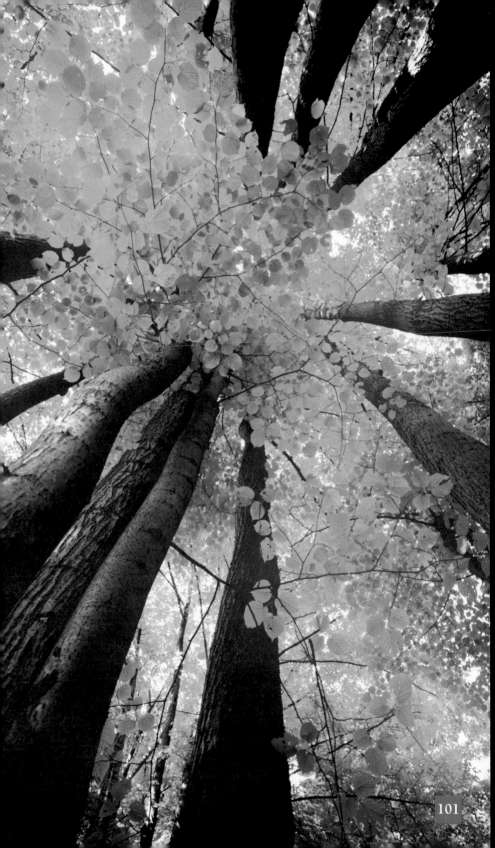

El shinrin-yoku, también conocido como el baño del bosque, es un ejercicio que consiste esencialmente en permanecer en el bosque durante un tiempo determinado. El objetivo es lograr, en este ambiente de plena naturaleza, en esa atmósfera, toda una serie de beneficios para la salud, tanto física como psicológica: los baños de bosque son bienestar y la felicidad. Hasta tal piunto que además procura una curación espiritual a quienes lo practican.

## CÓMO SE PRACTICA EL SHINRIN-YOKU

No se trata de senderismo, o de deportes de montaña. Para beneficiarnos de él, se deben seguir unas pautas. Aquí el esfuerzo físico es casi nulo, porque los paseos de shinrin-yoku deben realizarse sin prisa y conectar con el entorno natural. Generalmente, estos recorridos no tienen más de dos kilómetros y suelen durar entre 2 y 4 horas.

El paseo debe disfrutarse y activar los sentidos, dejar que los sonidos de la naturaleza se adentren en nuestra mente y los aromas propios de la vegetación.

Es preciso hacer paradas para saborear el lugar y encontrar la paz. ¿Cuáles son los beneficios del shinrin-yoku? Recurrir a este hábito saludable como es el shinrin-yoku aportará a tu organismo…

• Ayuda a mejorar el estado de ánimo. Se ha demostrado que pasear al menos una hora en el bosque favorece la sensación de tener un mejor estado de salud y fuerza. A su vez, la hormona del estrés, el cortisol, disminuye, alivia la presión de la sangre, los problemas cardiovasculares, el asma y muchas otras patologías.

• Se reduce notablemente la ansiedad y la depresión, favorece la concentración y motiva a llevar una vida saludable. Ayuda a mantener el sistema inmunitario más fuerte ya que el estrés se reduce.

• Mayor y agilidad mental. Adentrarse en el corazón del bosque hace que la mente se desbloquee y tengas mayor capacidad de recepción. Esto desarrolla la creatividad y es muy beneficioso especialmente en las épocas de mayor carga laboral o personal.

• El sistema nervioso también se beneficia. El ritmo cardíaco se reduce, la energía se recarga y la sensación de bienestar crece por momentos.

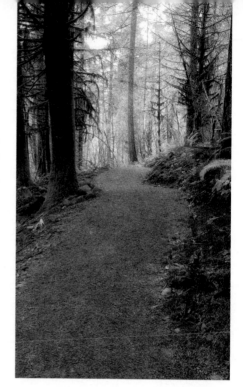

Su práctica se desarrolla en el bosque, pero también en cualquier lugar rodeado de naturaleza, lo más virgen posible: un parque muy frondoso, a una hora en la que no hay gente también puede servir.

### El shinrin-yoku contra el estrés

Todos los años más de tres millones de japoneses acuden a estas actividades para eliminar el estrés, reducir la hipertensión y eliminar la ansiedad. La intensidad de la vida urbana en Japón hace que se organicen sesiones con monitores para sacarle más provecho al shinrin-yoku. Incluso las empresas ponen a disposición de sus empleados ejecutivos estas terapias para descargar el estrés. Lo que consiguen con ello es que sean más productivos en su trabajo.

Se toman muy en serio la terapia, tanto que, ante de iniciarla se someten a pruebas de presión arterial. Además, recogen otros datos para conocer el grado de beneficio después de cada sesión.

Esta exposición a la naturaleza beneficia considerablemente las neuronas a través de los cambios que se generan en el sistema nervioso. Además, la hormona adiponectina se multiplica, reduciendo con ello los efectos negativos sobre la obesidad, a diabetes o enfermedades cardiovasculares. Está comprobado que los bosques y el entorno natural son terapéuticos. Unos paseos a modo de meditación descargan lo negativo para traer lo positivo.

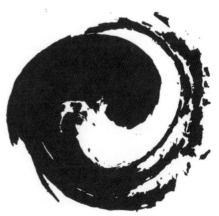

Un detalle a tener en cuenta es que, no puedes llevar el teléfono encendido, ni nada que pueda distraerte. Es una actividad que ayuda a desconectar, eliminar el estrés y descargar todo aquello que no es beneficioso para la mente. En-

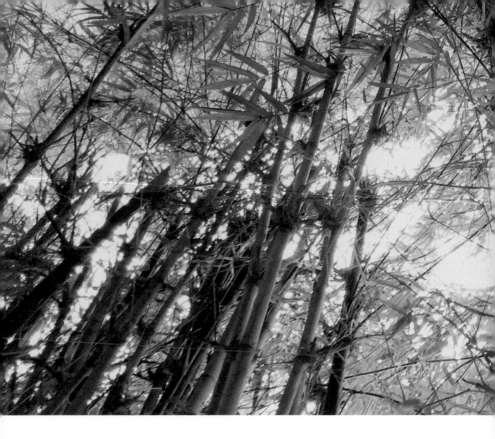

contraréis información completa sobre la técnica en nuestro libro «Bosques que sanan», publicado en esta misma editorial (ver pág. 167).

### El poder curativo de los árboles. Fitoncidas y terpenos

Además del papel sanador que ejercen los cinco sentidos en los baños de bosque (el silencio y los sonidos de la naturaleza, el tacto del entorno, los sabores y las imágenes...) los árboles ejercen un potente impacto en nuestro bienestar. Este

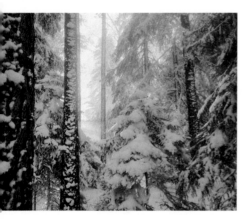

efecto se da más desde la nariz hasta el interior de nuestros pulmones; el sentido del olfato despierta y genera en el organismo un potente efecto que va mucho más allá de los aromas.

Este efecto curativo tan saludable que poseen los árboles viene determinado por bastantes factores; nos fijaremos en dos, los fitoncidas y los terpenos. Respirar la aromaterapia natural del bosque (las sustancias químicas de las plantas, conocidas en general

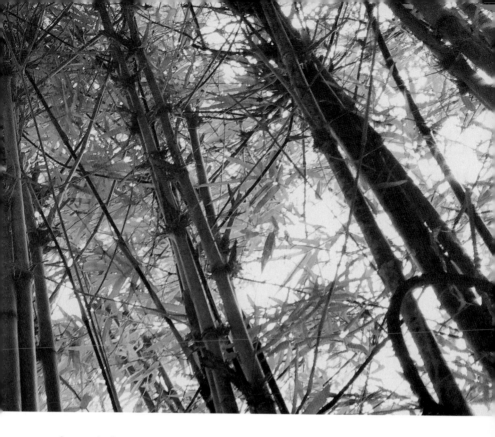

como fitoncidas) propicia este enorme impulso al sistema nervioso y despierta el sistema inmunitario en el organismo.

El aire del bosque contiene una mayor concentración de oxígeno, pero sobre todo, está lleno de fitoncidas, que segregan los árboles sobre todo para protegerse de las bacterias, de los insectos y de los hongos.

Los árboles nos ofrecen también sus aceites esenciales, ricos en terpenos e infinidad de sustancias que forman parte de su propio sistema de salud y defensa.

Los terpenos actúan en las personas como antioxidantes, protegiendo las grasas, la sangre y demás fluidos corporales del ataque de radicales libres. Tienen, por tanto, una actividad anti envejecimiento. Son terpenos lo que da coloración a la zanahoria, lo que participa en la síntesis de las vitaminas A, E y K, y es un terpeno eso que nos hace llorar cuando partimos una cebolla. Se utilizan en perfumería, aromaterapia y en la alimentación.

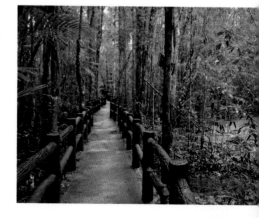

# El ofuro
# y los onsen

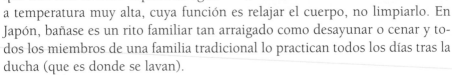

### El placer del baño

El ofuro, o baño japonés, no es más que una tina de baño repleta de agua a temperatura muy alta, cuya función es relajar el cuerpo, no limpiarlo. En Japón, bañase es un rito familiar tan arraigado como desayunar o cenar y todos los miembros de una familia tradicional lo practican todos los días tras la ducha (que es donde se lavan).

Es difícil de imaginar, pero casi 100 millones de japoneses entran cada noche en el ofuro. No importa la edad, el género o el lugar donde vivan. Las personas que no tienen ofuros en casa tienen la opción de ir al baño público o sentoo. Algunas personas creen que su característica y bella piel nipona además de ser genética se ha visto beneficiada con este hábito, lo mismo que la buena salud de la que disfrutan.

El agua caliente usada en el ofuro ayuda a eliminar toxinas, relajar los músculos, estimular la circulación y purificar el cuerpo y el alma. Primero, hay que ducharse, para limpiar el cuerpo y de esta forma no contaminar el agua de la bañera. El agua que se usa para el baño es pura y no contiene ningún jabón ni producto aromático Esto se debe, en parte, a que, tradicionalmente, los ofuros eran de la madera hinoki, muy olorosa. Con el agua caliente o muy caliente, a 40 °C, los vapores adquieren el olor de la madera.

### Onsen

Los onsen son baños termales que se han construido aprovechando las características geológicas del Japón, un país montañoso plagado de zonas volcánicas y lleno de fuentes de aguas termales, muy apreciadas por los japoneses.

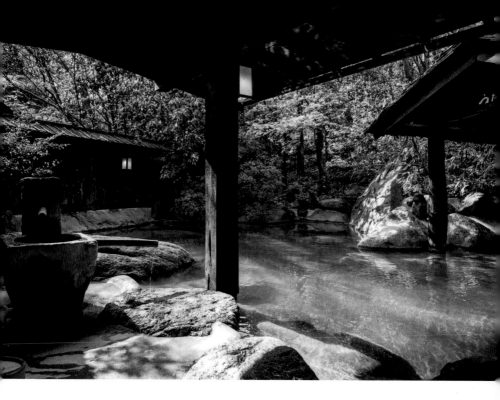

Para hacerse una idea de cómo son los onsen lo mejor es intentar visualizar lo siguiente: un pozo de agua caliente en medio de las montañas, rodeado de una espesa vegetación en la que abundan pinos, cipreses y abetos; un aroma delicioso y refrescante, un aire fresco y puro; el agua alcanza los 40 °C: tienes que entrar muy despacio y una vez dentro, no te puedes mover para no quemarte; estás rodeado de otras 20 personas con una toalla pequeña fría sobre la cabeza y los ojos cerrados, disfrutando del agua y totalmente desnudos. Así es como muchos japoneses se relajan.

Los onsen más populares son los que están en las áreas montañosas cercanas a Tokio o a las otras grandes ciudades, pero los más bonitos están en el norte en Hokkaido o en las montañas de Niigata. Los baños termales pueden estar bajo techo o en un ambiente natural. Estos últimos se llaman odenburo.

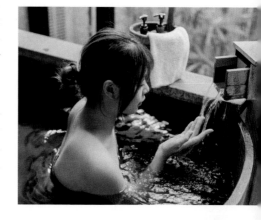

La mayoría de los onsen tienen áreas separadas para mujeres y hombres debido a que los baños se realizan desnudos y de forma colectiva. Para los amantes de las experiencias fuertes, unos pocos son mixtos.

# Un paraíso de balnearios tradicionales y spa

### La tradición del baño

El baño ha sido siempre un elemento fundamental en la vida social japonesa. La costumbre requiere, no tanto por fidelidad a una estrategia natural de limpieza, sino por razones climáticas, el lavado y el aclarado previos al baño. La temperatura casi hirviente del agua, cercana a los 40 grados, e incluso mayor, hace más soportable, a la salida del baño, el clima pesado y húmedo del verano, mientras que en invierno permite afrontar los grandes fríos y corrientes gélidas de la casa japonesa, hecha tradicionalmente de madera y papel.

La pasión de los japoneses por el baño está también fuertemente enraizada en antiquísimas prácticas religiosas y en el sintoísmo. Un tipo de religión cuya base es eliminar toda impureza. No es, pues, de extrañar que, desde el siglo VIII, los grandes templos de Nara, la primera capital del imperio, dispusieran de amplios baños públicos y que los emperadores, junto a su corte, visitaran con frecuencia las estaciones balnearias.

Actualmente, aunque la mayoría de las casas dispongan de una bañera individual, los japoneses no renuncian a los baños públicos, algunos de los cuales, puestos al día, se han hecho aún más atrayentes, gracias a un sinfín de artilugios y juegos acuáticos.

Hay mas de dos mil de estaciones termales dispersadas por todo el archipiélago atraen cada año a más gente que las playas del litoral y los baños de mar. Son, al igual que nuestros cafés, lugares de encuentro y esparcimiento, más apreciados por su carácter lúdico y sus cualidades relajantes que por sus virtudes terapéuticas, que ahora empiezan a ser explotadas.

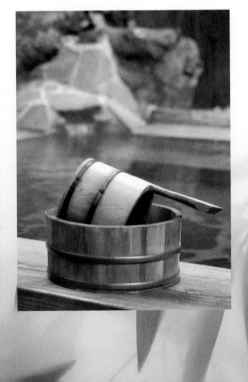

## Baños terapéuticos

En Ibusuki, al sur de la isla de Kyushu, las personas que padecen reuma acuden a tomar su baño de arena, famoso también como tratamiento para trastornos intestinales y desequilibrios ginecológicos. En un pequeño pabellón al borde de la playa, se ofrece al paciente / cliente un ligero kimono de algodón y una toalla que debe anudarse alrededor de la cabeza.

Una vez tumbado sobre la arena, dos enérgicas matronas van echando, sin muchos miramientos, pesadas paletadas de arena ardiente sobre el cuerpo. La primera impresión no es muy agradable... Después, muy poco a poco, al ir aumentando progresivamente el calor, una extraordinaria sensación de bienestar inunda todo el cuerpo, el sueño casi te vence...

Pero al cabo de un cuarto de hora, la temperatura de la arena, calentada por el vapor del agua caliente subterránea, se hace difícilmente soportable. Hay que librarse de ella para, tras una ducha y baño calientes, tomar de nuevo contacto con la realidad ante una buena taza de té verde matcha.

## De las «fuentes del infierno» a los pomelos

En Beppu, al norte de Kyushu, todas las formas de baño, cada cual más exótica, están presentes en una de las primeras estaciones termales de Japón.

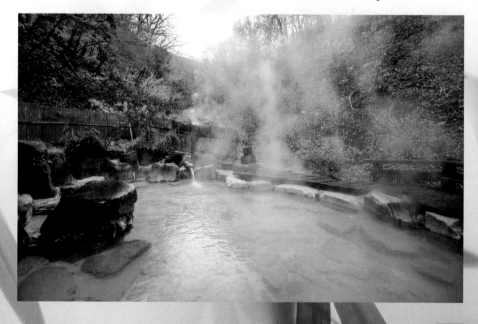

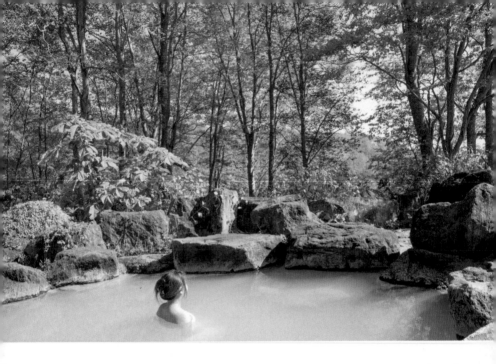

Además de las «fuentes del infierno», marmitas de barro y piscinas de color rojo sangre o turquesa. Beppu posee ocho fuentes termales diferentes repartidas por todo el recinto, tantas como humaredas blancas que flotan permanentemente por encima de los tejados. La estación termal ofrece a los doce millones de visitantes que recibe cada año un sistema de baño a la carta en diversos recintos. Todo un entramado que da forma tanto a las abluciones junto a sorprendentes baños de café o de sake, con propiedades estimulantes. Menos chocantes son los baños de barro de Oyoland, que son allí de los más populares en su género.

Los baños se hacen generalmente con los hombre separados de las mujeres y después del baño se reencuentran al aire libre, tras un recorrido de pasillos y pasarelas de madera, en una gran piscina común en donde se diluyen los restos de barro.

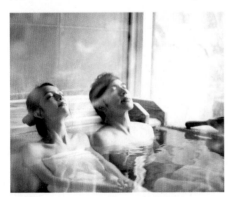

El *Zabon buro* es un famoso baño que se hace con pomelos, cerca de las fuentes de Myoban. Es el baño aromático y recreativo por excelencia, muy apreciado tradicionalmente por las familias, en especial por los niños. Allí la vitamina C de los pomelos, que se dan en abundancia, resulta útil como tratamiento natural para enfermedades de la piel.

# 3. La comida

«La flor de la vida
es el instante»

PROVERBIO JAPONÉS

# La cocina japonesa. Algas y fermentados

La gastronomía japonesa no consiste sólo en sushi y yakitori; bien al contrario, se caracteriza por la variedad y originalidad de los platos. Sana y relativamente sencilla de preparar, la cocina japonesa es extremadamente variada y una de las más ricas del mundo. Es una combinación de guisados con asados, de platos populares y de los más refinados, de comidas crudas y cocidas, simples y elegantes.

El pescado ocupa un lugar destacado y se encuentra crudo, en sushis y sashimis, pero también al grill o seco. Prácticamente, no existe comida sin pescado, lo que hace de Japón uno de los grandes consumidores mundiales.

Al contrario que otras gastronomías asiáticas, la cocina japonesa no utiliza casi especias. Los sabores se consiguen mezclando soja, que se utiliza en forma de salsa (soyu) o de pasta (miso). Otros ingredientes son el caldo de pescado, el arroz y el sake.

Una comida simple, de las que se sirven como teishoku, «menú para almorzar» incluye, típicamente, pescado en el plato principal, acompañado de un bol de arroz, de una sopa (a base de miso) y legumbres avinagradas. A este conjunto se puede añadir uno o dos platos de legumbres, pescado seco o tofu. Lo normal es que no incluya postre.

Los ingredientes tradicionales japoneses se resumen en una simple fórmula que forma parte del silabario japonés: Sa, Shi, Su, Se, so.

**SAto:** azúcar
**Shio:** sal
**Su:** vinagre
**SEyu:** soja
**miSO:** queso de soja.

El té o el agua helada son la propuesta más habitual para acompañar las comidas, sin embargo, la cerveza japonesa es excelente y combina a la perfección con la mayoría de platos, igual que el sake (fabricado a partir del arroz) y que tradicionalmente se bebe caliente.

Los restaurantes, por lo general, tienen una especialidad concreta, que es la que desarrollan, dejando de cocinar todas las demás. Los hay de tempura (fritos ligeros y crujientes de legumbres y frutos de mar), shabu-shabu y sukiya-

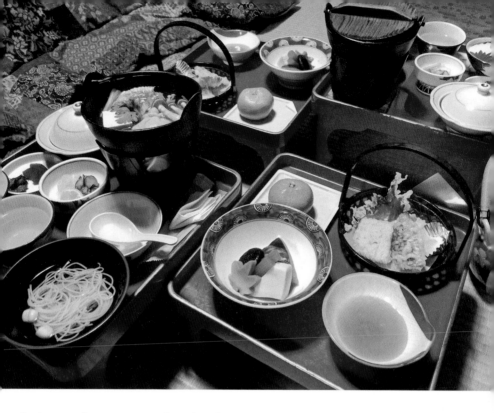

ki (guisos de carnes y verduras), yakitoris (mini brochetas), fideos (soba), cocina china, barbacoa coreana (yakiniku), sushi, sashimi, etc.

El cereal de Asia, el omnipresente arroz, acompaña todos los platos y también es protagonista: muchos japoneses lo cultivan, incluso en los más pequeños e insólitos espacios disponibles.

## Las algas

En Japón, debido a su situación geográfica, sus habitantes tienen acceso a una gran variedad de algas que se ha incorporado a su uso cotidiano, tanto en la gastronomía, donde se incluyen en la mayoría de platos, como en otros campos, como la cosmética o la medicina. Es conocida la gran cantidad de propiedades salutíferas que tienen, ya que las verduras marinas contienen entre diez y veinte minerales más que las terrestres. De hecho, el yodo es un mineral difícil de obtener como no sea de una fuente marina como las algas.

En Occidente, aunque antes era difícil encontrarlas en supermercados y tiendas de ultramarinos, cada vez es más fácil

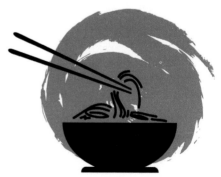

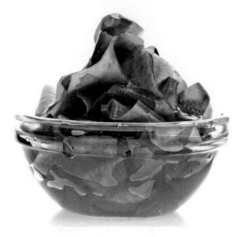

comprarlas y ya no hace falta viajar a un país asiático para incluirlas en nuestra dieta y hacerla no sólo más variada, sino también más sana.

Tipos de algas más utilizados en la gastronomía japonesa:

• **Kombu.** También es bien conocida en Occidente como kelp, es un alga marina gigante. Se vende seca. Es muy rica en yodo, calcio y tiene un buen número de vitaminas. Actúa como depurador natural y es capaz de ayudar a disminuir el azúcar en sangre. Se cosecha en grandes cantidades al final del invierno y se seca y corta en tiras de un metro o más para venderla.

En gastronomía, hervida durante un buen rato, se utiliza para dar sabor, y es imprescindible para el caldo dashi (complemento fundamental de la dieta japonesa). Además, tiene la propiedad de ablandar los alimentos junto a los que se cocina, de modo que podemos prepararlas perfectamente junto a todas las variedades de legumbres que queramos, porque consigue disminuir el tiempo de cocción de las mismas, además de potenciar su sabor.

• **Arame.** Alga de mar, parecida al hijiki, aunque de textura más blanda y sabor más suave y dulce. Es una de las algas orientales que más rápidamente se han adaptado al paladar occidental. Las plantas, en forma de tiras onduladas de unos 30 cm, pueden llegar a tener hasta 3 metros de anchura. De sabor dulce, tiene un alto contenido en azúcar, calcio, yodo y potasio. Debe hervirse antes de consumirse y es muy utilizada en ensaladas, verduras, sopas y caldos.

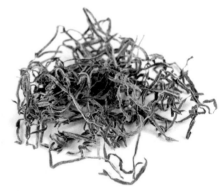

• **Hijiki.** De color negro, los filamentos que forman la planta pueden llegar a alcanzar una altura de casi 1 metro. Es un alga especialmente nutritiva que constituye un plato muy popular, rico en proteínas, minerales, calcio y potasio; además de tener propiedades legendarias para realzar la belleza y proporcionar brillo y elasticidad al cabello. Excelente para combinar con verduras, pastas cereales y ensaladas, aunque en el momento de utilizarla hay que tener en cuenta que, cuando se pone en remojo, aumenta 5 veces su volumen.

• **Wakame.** Alga originaria de aguas japonesas, rica en calcio y potasio, contiene gran cantidad de vitamina B y C. Llega a crecer unos 50 cm en aguas de gran profundidad y es de color verde oscuro, posee una textura suave y delicada. Puede consumirse tanto cruda (tras 3 minutos en remojo , o seca) como cocida, y se utiliza principalmente en la sopa miso y en ensaladas. Se utilizan también para ablandar los alimentos.

• **Nori.** Algas secas típicas de Japón y Corea prensadas en láminas, que se venden en cuadrados de diferentes tamaños. A diferencia de las anteriores, toda la producción de nori proviene de cultivos. Deben mantenerse siempre secas, para que su sabor no se modifique. Posee un alto contenido en proteínas y vitaminas A, B y C. Contribuye a la eliminación del colesterol y a la eliminación de depósitos grasos. Se compran secas o tostadas. En caso de proceder de Corea, estará tostada, especiada y se puede comer como aperitivo.

• **Agar agar.** Gelatina natural de sabor suave, nutritiva y rica en minerales. Preparada a partir de las algas rojas, contiene abundante almidón. Es rica en yodo y oligoelementos, y tiene propiedades laxantes y depurativas.

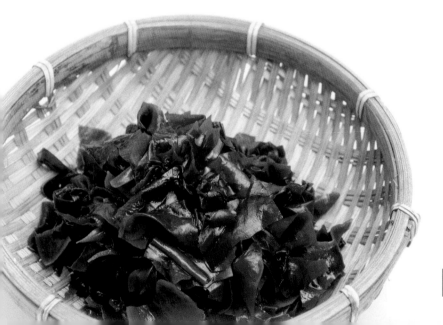

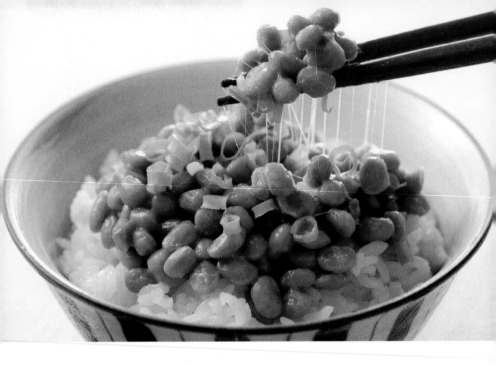

## Los alimentos fermentados

Japón es el paraíso de los fermentados, en donde los vienen produciendo desde hace siglos. De hecho, estos alimentos son parte esencial de la dieta japonesa.

### Natto y tsukemono

Dos condimentos esenciales, por ejemplo, son el miso y la salsa de soja, que se obtienen a partir de fermento de grano de soja. El natto es el fermento de esta soja con arroz, y es un desayuno típico.

El tsukemono es un platillo que consiste en vegetales fermentados en nuka, o fibra de arroz, y es un buen bocadillo para acompañar el alcohol, y el shiokara es un manjar que es mariscos con vísceras de pescado.

Una de las razones por las que Japón produce tantos alimentos fermentados es la temperatura y humedad que permiten la reproducción de bacterias y microorganismos que estimulan la fermentación. Especies de mohos como el aspergillus se utilizan para la fermentación, y las levaduras, bacterias de ácido láctico, bacilos y otros hongos también se utilizan para estos procesos. El resultado son unos alimentos saludables y que se pueden conservar mucho tiempo.

### Miso y tamari

Es imposible concebir la gastronomía japonesa sin condimentos fermentados. El miso y la salsa de soja (tamari) sobresalen como los productos más populares, y ambos condimentos se utilizan en gran variedad de platillos. La salsa de soja se utiliza en casi cualquier platillo japonés, ya sea al natural, cocido o

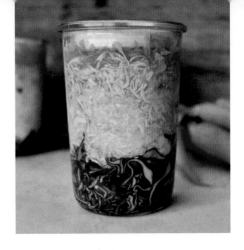

hervido, en platillos como el sashimi, sushi, tofu y teriyaki.

El miso se utiliza como ingrediente en caldos, alimentos en escabeche y como conservador. Tanto el miso como la salsa de soja le añaden sazón a la comida y realzan su sabor, eliminan el olor crudo del pescado o la carne, y ayudan a la digestión y regulación del estómago e intestinos. También son condimentos esenciales en el ramen.

### Mirin, shottsuru y shiru

Además del miso y la salsa de soja, existe otra especia fermentada, que es el mirin, vino de arroz dulce. Hecho a partir de licor de shochu y levadura, el mirin es un condimento que se utiliza para eliminar los olores de comida cruda, manteniendo la textura los ingredientes. El mirin se utiliza para la salsa del teriyaki y para el soba. Otros alimentos regionales que se fermentan son los mariscos. Algunos condimentos locales son populares, como el shottsuru, que se prepara de un líquido a base de fermento de pescado en salmuera, y el ishiru, una salsa hecha con entrañas de pescado y cabeza de calamar, o con sardinas en escabeche, saladas y fermentadas.

### Algunas fermentaciones

Japón tiene más de 15 mil productores de salsa de soja y más de 1000 productores de miso, desde tiendas locales hasta corporaciones de gran escala. Los japoneses reconocen las propiedades de conservación y sus beneficios en los alimentos fermentados desde tiempos antiguos. Durante la historia de Japón han desarrollado diferentes platillos y con habilidad han incorporado las técnicas de fermentación a la vida diaria. La variedad de condimentos hechos a partir de ingredientes fermentados se ha utilizado por años para condimentar la comida y hoy en día forma parte de la riqueza culinaria de Japón.

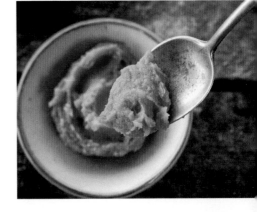

## ESTAS SON ALGUNAS DE LAS FERMENTACIONES QUE PODEMOS ENCONTRAR:

• **Fermentación en vinagre (suzuke):** para este tipo de tsukemono se usa vinagre de arroz, se cortan en rodajas los vegetales y se cubren con vinagre. Este vinagre tiene la particularidad de no ser muy ácido, por eso los vegetales procesados con este método suelen mantenerse en el frigorífico una vez fermentados. La textura de estos vegetales resulta crocante, el sabor es agridulce, ideal para fermentar zanahoria, cebollas, daikon (rábano japonés) y jengibre.

• **Fermentación en salsa de soja (shoyuzuke):** los vegetales se sumergen en una mezcla de salsa de soja endulzada, agua y vinagre de arroz. Se puede utilizar para fermentar ajos, chalotes, gob (Arctium lappa) y es una fermentación rápida y de corta durabilidad (1 semana en el frigorífico).
A mayor tiempo de fermentación (16-48 horas) los vegetales adquieren un sabor más intenso, principalmente por la salsa de soja. Quedan muy crujientes y con una interesante combinación de sabor salado, umami y dulce.

• **Fermentación en miso (misozuke).** este tipo de método se basa en usar miso, una pasta a base de granos de soja fermentados, más otros ingredientes aromáticos como jengibre y ajo. Con esta preparación se cubren los vegetales, por algunas semanas, fermentando gracias a los microorganismos presentes en el miso.
Un vegetal clásico de esta preparación es la berenjena, aunque también se pueden fermentar otros vegetales como el pepino y zanahoria. A nivel sensorial, estos pickles son crocantes y predomina el sabor salado y el aroma complejo que le brinda el miso.

• **Fermentación en sal (shiozuke):** es la más básica y simple, que consiste en frotar y marinar los vegetales en sal para luego dejarlos fermentar en un recipiente que tenga un peso para que se liberen el líquido. De este modo, las bacterias lactofermentadoras encuentren un entorno apropiado para proliferar. El tiempo de fermentación puede ser breve, unas 16 horas o extenderse incluso por varios días, dependiendo el corte y tamaño de los vegetales. Un shiozuke clásico es el de hakusai (repollo japonés), calabaza y berenjena. La textura es predominantemente blanda, y el sabor más notable es el salado. Cuando los tiempos de fermentación son más extensos, se nota más el sabor ácido.

• **Fermentación en salvado de arroz (nukazuke):** en este caso, los vegetales fermentan enterrados en un lecho de salvado de arroz tostado rico en lactobacillus, condimentado con sal y ají picante a gusto. Es uno de los tsukemonos más difíciles de preparar porque se contamina fácilmente y requiere cuidados diarios durante los meses que dura la fermentación. Tipicamente los preparan con sus propias manos las mujeres de las familias japonesas, por eso se dice que el nukazuke tiene "sabor a madre".

Una vez que los vegetales están tiernos y listos, se lavan para sacar el lecho fermentador, se cortan y se sirven. Son crujientes, ligeramente salados y se percibe con mayor intensidad la acidez y el umami.

• **Fermentación en sake lees (kasuzuke):** es un clásico de la región de Kansai, sobre todo de la ciudad de Nara, y en este tipo de tsukemono se usa la pasta que queda del filtrado el sake (vino de arroz). Esta pasta se condimenta con sal y azúcar y con ella se cubren los vegetales que se fermentan por muchos meses, incluso años.

Normalmente se fermenta uri (*Coccinia grandis*), pepino, sandía y jengibre, los que adquieren un color amarronado y un flavor muy complejo, ligeramente alcohólico, con un sabor salado, dulce y umami.

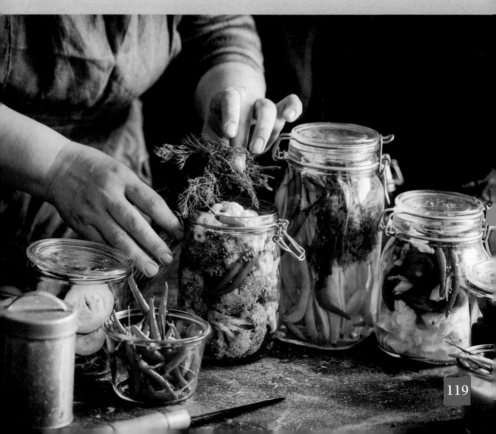

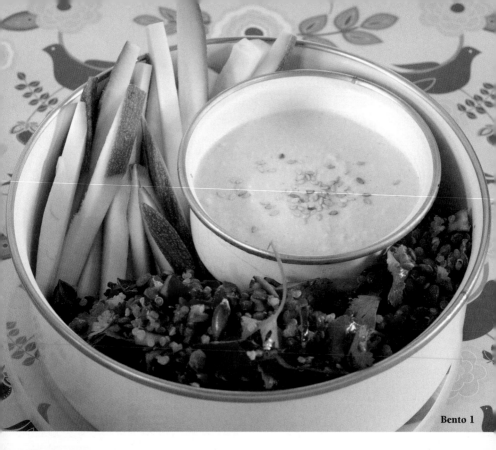

# Bento

El Bento es para los japoneses lo que la fiambrera para los occidentales, es decir un contenedor (aunque compartimentado) para llevar la comida de casa. Normalmente un bento japonés se compone de arroz (en forma de bola-*onigiri*- o como *makis* –los famosos rollitos-), de una parte proteica que puede ser pescado, pollo o tortillas de huevo y de otra parte de verduras (crudas, cocidas, en pickles).

A pesar de que es una costumbre anclada en Japón desde hace siglos últimamente se ha recuperado y se ha puesto de moda reivindicando a la vez el hábito sano de comer algo hecho en casa y de manera equilibrada. Tanto es así que el tema ha traspasado fronteras y en varias partes del mundo hay tiendas de comida rápida donde se comercializan platos para llevar en forma de bento. Uno escoge la bandeja, se sirve lo que hay disponible, pasa por caja y se lo lleva para comer en la oficina, el colegio, ir de picnic o también a casa si no hay tiempo para cocinar. El charaben bento es una forma bonita y divertida de presentar la comida. Aquí os ofrecemos nuestras ideas para confeccionar unos saludables bento vegetarianos.

## BENTO 1

*Para 1 persona*
*Tiempo preparación: 20 minutos*

**Ingredientes:** 120 g de tofu ahumado; 2 cucharadas de salsa de soja; 1 bol (como los de sopa) de ramitos de coliflor y de brócoli mezclados; 4 cucharadas de aceite de oliva virgen; sal marina; 1 taza de arroz integral basmati cocido.

**Preparación:** corta el tofu en dados y saltéalos en una sartén con una cucharada de aceite oliva hasta que estén ligeramente dorados. Añade la salsa de soja, remueve y retira.

Por otro lado pon a calentar un cazo con agua, cuando arranque a hervir echa dos pizcas de sal marina y vierte los ramitos de coliflor y de brócoli; cuécelos durante 3 minutos y cuélalos. Refresca con agua bien fría y ponlos en un bol con una cucharada de aceite; remueve para que se aderecen bien. Finalmente aliña el arroz con el resto de aceite de oliva y un poco de sal marina. Colócalos en un contenedor para llevar. Puedes utilizar rebanadas de pan integral para separar los ingredientes.

## BENTO 2

*Para 1 persona*
*Tiempo preparación: 15 minutos*

**Ingredientes:** ½ calabacín; 1 cucharada de aceite de oliva virgen extra; sal marina; 1 o 2 huevos bio; 50 g de espinacas frescas; 1 puñado de nueces; ½ pimiento rojo asado; ½ pimiento amarillo asado y ½ pimiento verde asado.

**Preparación:** cortar el calabacín en rodajas muy finas. Cocerlos en una sartén con la cucharada de aceite hasta que estén tiernos. Batir los huevos y mezclarlos con las rodajas de calabacín y una pizca de sal. Echar la mezcla a una sartén engrasada y dejar cuajar la base: girar para cocer del otro lado y retirar.

Aliñar las hojas de espinaca con la otra cucharada de aceite de oliva, las nueces picadas y una pizca de sal marina.

Colocamos en el contenedor la ensalada de espinaca, la tortilla de calabacín y los pimientos asados cortados en tiras.

## BENTO 3

*Para 1 persona*
*Tiempo preparación: 30 minutos*

**Ingredientes:** 40 g de lenteja dupuy; 50 g de quinoa; ½ taza de col lombarda cortada a tiras finas; ½ remolacha cruda y rallada; 1 cucharada de pipas de calabaza; 2 cucharadas de aceite de oliva virgen extra; sal marina; ½ calabacín grande o uno pequeño; 50 g de hummus (pasta de garbanzos y crema de sésamo).

**Perparación:** lava las lentejas y ponlas a cocer con un vaso y medio de agua. A partir del hervor dejar cocer a fuego bajo durante unos 20 minutos o hasta que estén tiernas. Colar y reservar.

Lava los granos de quinoa con medio vaso de agua. Llevar al fuego hasta el punto de hervor, bajar la llama y seguir la cocción con la cazuela tapada hasta que esté cocido, aproximadamente 15 minutos (los granos se deben ver "abiertos"). Reservar.

Mezclamos en un bol las lentejas con la quinoa, la col lombarda, la remolacha y las pipas. Aliñar con aceite de oliva y sal marina.

Lavar el calabacín y cortarlo en tiras como palillos gruesos.

Colocamos en el contenedor la ensalada, y los palillos de calabacín para comer con el hummus.

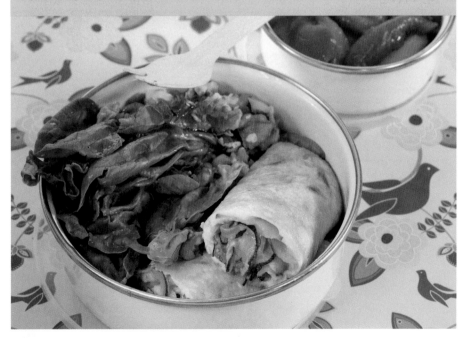

# Sushi y sashimi

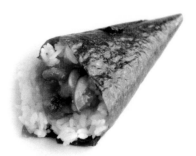

Las delicias de la cocina japonesa no caben en este libro: los arroces, la pasta, el yakitori y los teriyaki, las gyozas, las pizzas okonomiyaki, la tortilla tamagoyaki… Nos hemos decidido por unos sushis y un sashimi.

## Tipos de sushi

El sushi es por excelencia el plato más conocido de la cocina japonesa y está preparado con dos de los ingredientes más utilizados: el arroz y el sashimi. El término «sushi» se aplica a aquellos platos que tienen sumeshi (arroz avinagrado), ingrediente esencial en la preparación del plato. Aunque los japoneses suelen comerlo en restaurantes especializados (sushi-ya), también podemos aprender a preparar sencillas recetas de sushi caseras. Una vez dominada la técnica de preparación del arroz, existen múltiples posibilidades de preparar unos sencillos rollos de sushi que, seguro, les encantarán a vuestros invitados.

Para poder prepararlo se necesita una esterilla de bambú (la venden en supermercados asiáticos; no compréis la de plástico porque el resultado no es igual).

---

**TIPOS MÁS FRECUENTES DE SUSHI:**

- **Nigirizushi:** Consta de una pieza de arroz, con un poquito de wasabi y cualquier clase de pescado colocado encima.
- **Maki sushi (rollito):** Hecho a base de hojas de alga nori y servido siempre de 6 en 6.
- **Temaki (cono):** Rollitos en forma de cono de ingredientes variados.
- **Chirashi sushi y Maze sushi (sushi mezclado):** Es el tipo de sushi más fácil de preparar: un cuenco de arroz para sushi con una gran variedad de vegetales o pescados por encima o mezclado con el arroz.
- **Oshi:** Sushi prensado y cortado en pequeños trocitos.
- **Gunkan:** De forma cilíndrica, cubierto de arroz hasta la mitad y la otra mitad del ingrediente deseado. Es de los más complicados de elaborar.
- **lnarizushi:** Rollitos de tofu.

---

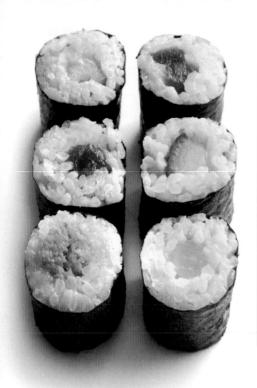

## URAMAKI
## (SUSHI INVERSO)

El uramaki es otra de las variedades de sushi con sésamo por
fuera y alga nori por dentro,
además de muchos otros ingredientes a elegir.

Aunque esta variante de sushi
fue creada y desarrollada por
la cocina americana, cada vez
más podemos encontrarla en
los restaurantes japoneses y en
todas partes.

Si no consigues salsa de soja para sashimi, puedes prepararlo tú mismo: 5 cucharadas de azúcar, 5 cucharadas de vinagre y de 2 a 4 cucharaditas de sal (esta
ultima cantidad es más tradicional). Calienta el vinagre y disuelve el azúcar.

La tradición de comer el sushi con pescado crudo y arroz con vinagre data
de mediados del siglo XVII en Edo, antiguo Tokio. Sus habitantes eran conocidos por su poca paciencia y para ellos era demasiado lento preparar el sushi
antiguo, que requería un par de días de elaboración (para que el pescado estuviera bien macerado), entonces
se inventaron algo mucho más
rápido: colocar el trozo de pescado crudo encima de una bola
de arroz aliñado con vinagre.

El sushi se moja en salsa de
soja, a la que normalmente se le
añade un poco de wasabi, antes
de comérselo. A la hora de sushi, no se debe mojar la parte del
arroz, sino la del sashimi. Aunque es correcto coger el sushi
con los dedos, se suele coger
con palillos.

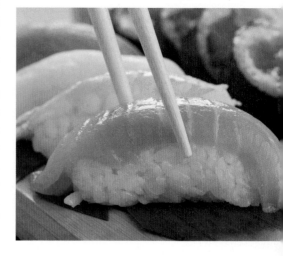

## VAMOS A HACER SUSHI PASO A PASO

**1** Coge un poco de arroz con la mano previamente humedecida. Dale forma a la pieza en la palma de la mano.

**2** En una superficie plana y con la base de envolver...

**3** ...coloca el nori y el arroz encima de la esterilla de bambú.

**4** En el centro del arroz coloca el ingrediente elegido.

**5** Procura compactar alrededor el resto de ingredientes.

**6** Enrolla el sushi con cuidado, pero con firmeza.

**7** Apriétalo para que quede compacto y no se rompa al cortarlo.

**8** Puedes asegurarte bien de que toma una buena forma redondeada.

**9** Retira con cuidado la esterilla. Moja el cuchillo antes de usarlo para evitar que se pegue. Corta el rollo en porciones iguales. Acompaña con verduras el plato y coloca el sushi.

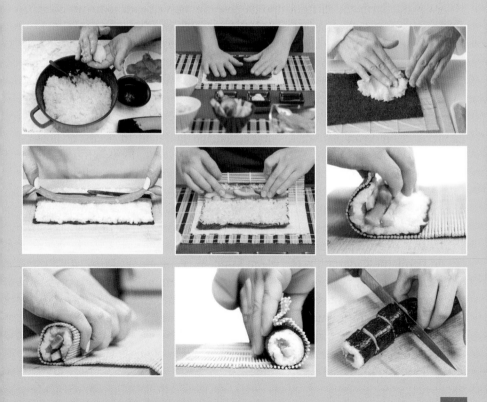

## SASHIMI

*Para 4 personas*
*Dificultad: Fácil*
*Tiempo de preparación: 15-20 minutos (con los ingredientes de base a punto)*

**Ingredientes:** 150 g de atún; 150 g de filete de salmón; 1 calamar pequeño; 1 filete de besugo; 1 rodaja de limón cortada en media rodaja en forma de abanico; 1 daikon de unos 5 cm (opcional); 4 cucharaditas de pasta wasabi; salsa de soja

**Preparación:** Corta el atún y el salmón en 8 trozos de unos 6 x 3 cm de grosor. Corta el calamar en 8 trozos y cada uno en rodajas finas, pero déjalos unidos por un extremo. Separa la piel de la carne del besugo. Corta el filete a lo largo por la línea del centro; después en diagonal y en perpendicular en filetes de 1 cm de grosor. Haz una incisión en cada trozo e inserta un trozo del limón. Con un cuchillo muy afilado, corta el daikon en juliana e introdúcelo en agua helada durante 30 minutos, para que quede crujiente. Después escúrrelo. Es muy importante la presentación del plato en la mesa: reparte el mismo número de trozos de pescado por plato, agrupándolos por tipo de pescado. Pon en cada plato un poco de daikon en un extremo y al lado un poco de wasabi, y en un cuenco pequeño sirve la salsa de soja. Puedes rematar las rodajitas del pescado elegido con un granito konnyaku confitado.

## Sashimi

La preparación de un plato de sashimi es sencilla; la dificultad estriba en la elección tanto de pescados, mariscos y crustáceos como en la forma en que deben cortarse. Debemos tener mucho cuidado al comprarlos, ya que deben ser lo suficientemente frescos como para servirse crudos. Además, como su modo de preparación implica siempre que deben cortarse, hay mariscos como las ostras que no pueden hacerse en sashimi. En Japón, la preparación de un buen sashimi es un coto vedado a profesionales y para el consumo doméstico se suele comprar cortado en la pescadería. En Occidente, podemos encontrar el pescado a punto en cada vez más pescaderías, así que, con una mínima habilidad, podemos prepararlo cómodamente en casa y degustarlo fresco y recién preparado. Entre los más consumidos: salmón, lubina, dorada, lenguado, calamar, atún... y, excepcionalmente hervido, el pulpo. Recordad que nunca se consumen crudos los pescados de aguas dulces. El tiempo es aproximado según la práctica de cada cual y con los ingredientes preparados.

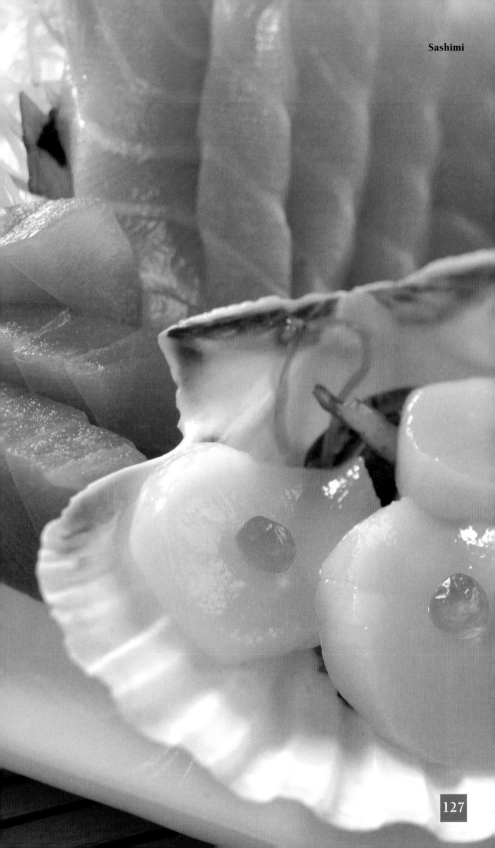

## PESCADO Y ACEITES OMEGA
### La dieta japonesa, fuente saludable de aceites omega-3

El omega-3 es un tipo de ácido graso poliinsaturado con múltiples beneficios para la salud. En concreto, su acción más importante se nota en el sistema cardiovascular, ya que este ácido graso tiene la capacidad de aumentar considerablemente el tiempo de coagulación de la sangre, lo que explica que en el

## TERIYAKI DE PESCADO

*Para 4 personas*
*Tiempo de preparación: 25 minutos + 30 min. de reposo y 90 min. de maceración*

**Ingredientes:** 4 filetes de salmón o de lenguado de unos 150 g cada uno; 1 cucharadita de sal marina gruesa; 2 cucharadas de sake; 2 cucharadas de mirin; 5 cucharadas de salsa de soja; 1 cucharada de azúcar; 4 cucharaditas de aceite vegetal; 2 cucharadas de jengibre rosa en vinagre, cortado en juliana; sésamo blanco y negro

**Preparación:** Corta los filetes del pescado a unos 5 mm de grosor, sazónalos con la sal y déjalos reposar durante unos 30 minutos. Enjuágalos y déjalos secar sobre un papel de cocina absorbente.

Mezcla en un recipiente el sake, el mirin, la salsa de soja y el azúcar. Añade el pescado y déjalo macerar 1 y ½ horas aproximadamente, dándole vueltas. Retira el pescado y reserva la salsa.

Pasa por una parrilla con aceite el pescado durante unos 6 minutos, dándole vueltas hasta que esté bien dorado.

Calienta la salsa reservada durante unos 2-3 minutos, hasta que haya espesado.

Rocía los filetes con la salsa, vuelve a colocarlos en la parrilla y déjalos 2-3 minutos más. Espolvorea el sésamo por encima, acompañado del jengibre en vinagre.

Sirve el pescado caliente, acompañado de algunas verduras o ensalada, en otro cuenco, y de un bol de arroz a la japonesa.

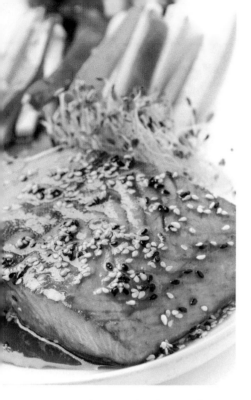

Japón las enfermedades cardiovasculares sean especialmente bajas.

Hay estudios que muestran que el consumo habitual de omega-3 tiene un efecto tan positivo en la reducción del colesterol y los triglicéridos que puede considerarse como uno de los principales recursos para la buena salud cardiovascular, tanto a nivel preventivo como curativo.

Su consumo habitual también se ha relacionado con una menor tasa de enfermedades como la artritis y algunos tipos de cáncer, como el colorrectal, enfermedades con una presencia muy baja en los hospitales japoneses.

Una de las claves de la saludable dieta japonesa está en el fantástico Omega-3, un ácido graso insaturado que se encuentra sobre todo en los pescados azules como el salmón (saamon), el atún (maguro), la sardina (iwashi), entre otros, que se pueden encontrar allí de forma abundante.

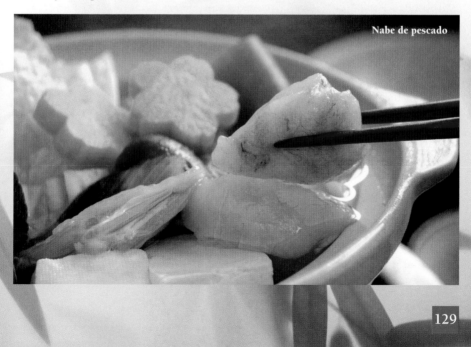

Nabe de pescado

129

## NABE DE PESCADO

*Para 4 personas*
*Tiempo de preparación: unos 30 minutos + 30 de reposo*

**Ingredientes:** 400 g de rape; 100 g de tofu; 100 g de setas frescas (también pueden ser secas, pero habrá que dejarlas en remojo la noche anterior); 100 g de puerros; 100 g de repollo; 2 zanahorias, cortadas al gusto; 8 hojas de espinacas; 2 tazas de dashi; 3 cucharadas daikon rallado; el zumo de 1 limón; salsa de soja tamari, pimentón

**Preparación:** Limpia y prepara el pescado, y córtalo en trozos algo mayores que el tamaño de un bocado. Corta el tofu en cubos o rectángulos iguales. Limpia y corta los puerros y el repollo en tiras; y las setas, de forma decorativa. Limpia y corta al gusto las zanahorias. Lava las espinacas. Dispón en una fuente todos los ingredientes de forma vistosa.
Coloca en la mesa la olla con el dashi, enciende el hornillo y ponla encima a calentar.
Prepara la salsa con el daikon rallado, el zumo de limón y el tamari. Repártelo en cuatro boles iguales.
Con los palillos coloca ordenadamente las verduras dentro de la olla de modo que queden totalmente cubiertas por el caldo y déjalas cocer unos minutos. Añade el tofu y el pescado y sigue cociéndolo unos minutos más, retirando la espuma que pueda salir.

**Notas del chef.** Los ingredientes deben quedar poco hechos. Se puede añadir a la cocción soja y rodajas de limón. Las salsas se sirven en tacitas individuales.

La principal fuente de omega-3 está en la alimentación y la dieta occidental no favorece su presencia. Además, estos aceites grasos han de estar en proporción con los omega-6 (aceites que también son beneficiosos para la salud, pero solo cuando están en una proporción similar a la de los omega-3). La dieta actual nos proporciona una alta cantidad de omega-6, pero no de omega-3. Por eso es importante incorporar de forma consciente a nuestra dieta diaria alimentos que sean ricos en omega-3. Veamos algunas recetas japonesas con pescado.

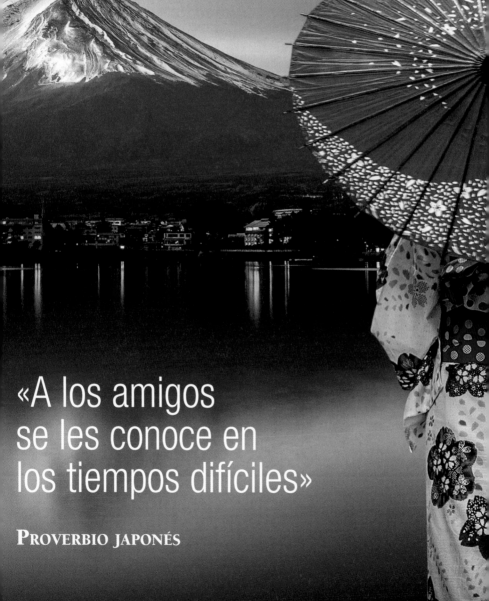

# 4. Tradición y cultura

«A los amigos
se les conoce en
los tiempos difíciles»

**PROVERBIO JAPONÉS**

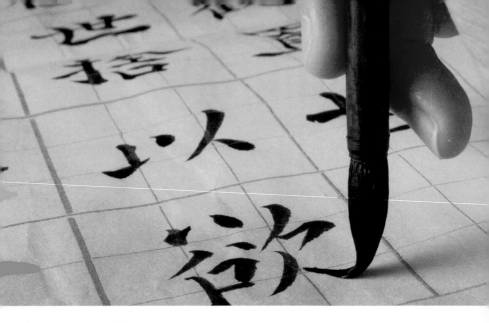

# Caligrafía

Shodo, «el camino de la escritura», es el arte de la caligrafía japonesa. Está considerado un verdadero arte, y una disciplina muy difícil de llevar a cabo correctamente, porque además de requerir una gran precisión por parte del escribano, cada kanji debe ser escrito según un orden de trazo concreto, lo que aumenta la dificultad. En la actualidad existen escribanos que se especializan en trabajos caligráficos y son contratados para la redacción de documentos importantes.

Escribir a la perfección es un arte para el que se requiere mucha habilidad y paciencia hasta conseguir plasmar sobre el papel los caracteres con un pincel y tinta china; es muy fácil hacerlo con un bolígrafo o un lapicero, pero lo difícil es dominar bien el pincel y no equivocarse al hacer un trazo; por eso el aprendizaje del shodo puede ser muy laborioso, incluso alargarse durante toda la vida. Los trabajos de shodo son admirados por la delicada composición de las letras, la forma como se maneja el pincel, el sombreado de la tinta y el equilibrio entre las letras en el papel.

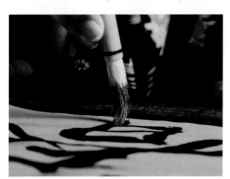

Parece que el shodo tuvo su origen en la Antigua China y llegó a Japón entre los siglos VII y VIII d.C. Sus tres máximos representantes en aquellos años del período Heian son el monje budista Kukai, el emperador Saga y Tachibana no Hayanari. La necesidad de escribir en aquella época en la que el japonés era una lengua sólo hablada surgió al querer introducir las enseñanzas budistas en el archipiélago nipón. Ante la necesidad de traducir los textos budistas chinos, los japoneses adoptaron el sistema chino de ideogramas con significado conceptual y fonético (hanzi en China y kanji en Japón) y los acomodaron a su fonética.

Al aprender, debemos hacerlo siguiendo ese orden concreto del kanji, trazo por trazo y no olvidarlo nunca. Este estilo de escritura estándar recibe el nombre de kaisho. Sin embargo, es raro que los japoneses lo utilicen al escribir a mano. Es más rápido simplificar el número de trazos y, a ser posible, no levantar el lápiz o bolígrafo mientras se escriba. Esto da lugar al nacimiento de dos estilos: *gyosho* (semicursiva) y *sosho* (cursiva).

Existen también dos modalidades más de escritura: *tensho*, usado principalmente para los sellos que utilizan los japoneses al firmar, y *reisho*, en el que los trazos son más delgados.

En el siglo VIII, se desarrolló otro estilo de escritura: kana, del que había originalmente tres modalidades: manyogana, hiragana y katakana. Sólo los dos últimos han sobrevivido convertidos en sendos silabarios fonéticos del idioma japonés contemporáneo.

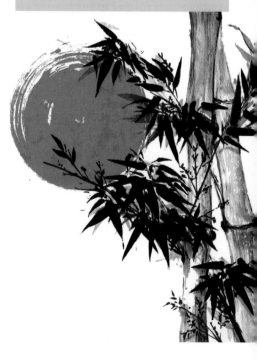

## UN EQUIPO COMPLETO DE CALIGRAFÍA INCLUYE:

**Shitajiki:** la alfombrilla negra sobre la que colocar el papel.
**Bunchin:** una vara de metal para que no se mueva el papel.
**Hanshi:** el papel especial para caligrafía.
**Suzuri:** donde harás y guardarás la tinta.
**Sumi:** la tinta, que viene en bloques sólidos que deben deshacerse en agua.
**Fude:** el pincel.

## Kanjis, los ideogramas japoneses

Los kanjis, ideogramas japoneses de origen chino, son los caracteres que, junto a los silabarios hiragana y katakana conforman la escritura japonesa. El sistema de escritura con kanjis es ideográfico. Esto significa que los caracteres escritos no son simples letras, sino que son ideogramas, es decir, representan por sí solos un objeto, una idea o un concepto, y se pueden leer como una letra, una sílaba o un sonido.

Sus lecturas pueden ser de dos tipos: onyomi, de origen chino, o kunyomi, de origen japonés. Aunque la influencia de la lengua china data de hace más de diez siglos y la pronunciación no se parece a la del chino moderno, en algunos casos es cercana.

El número de caracteres utilizados en la actualidad en Japón no es más que un porcentaje de los 40.000 o 50.000 caracteres existentes en los diccionarios más voluminosos.

El Ministerio de Educación japonés compiló en 1946 una lista de caracteres llamada Toyo kanji («kanjis de uso general»), y limitó el número de caracteres de uso oficial, académico y general a un total de 1.850 kanjis.

En 1981 esta lista fue remplazada por otra más reducida, pero una lista definitiva, la Joyo-kanji, fija el número en 2.229. Con la excepción de los kanjis utilizados para los nombres de persona o de lugar que pueden ampliar este número.

Para poder aprender a leer y escribir los kanjis lo más aconsejable es hacerlo poco a poco, y en función no sólo de su uso en la lengua moderna, sino según el número de trazos que los componen y sus distintas lecturas.

La cultura japonesa es milenaria, sin embargo, durante mucho tiempo no existió forma de escribir el idioma, o por lo menos no se conoce ninguna, hasta la adopción de la escritura china. La «invasión cultural china, se produjo en dos fases: una tuvo lugar en el siglo III y llegó de manos del confucionismo. Fue un sabio coreano quien introdujo la cultura china a través de esta religión.

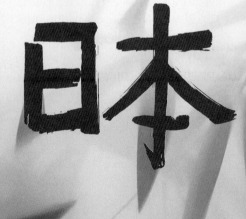

La otra invasión cultural se produjo en el siglo VI, esta vez a causa del budismo. Los japoneses incorporaron directamente el carácter escrito del chino, pero conservaron su pro-

## LA LENGUA JAPONESA PUEDE ESCRIBIRSE DE DOS MANERAS:

**Forma tradicional** (de arriba para abajo y de derecha a izquierda, es decir en columna).

**Forma occidental** (de izquierda a derecha y de arriba para abajo, es decir en líneas horizontales).

Cualquiera de estas dos opciones es perfectamente válida y no hay preferencia por una u otra, pero sí que es más frecuente encontrarse los textos de forma horizontal. Además, los libros y revistas escritos de manera tradicional tienen la tapa en el lugar donde los libros occidentales tienen la contratapa, y se leen empezando por atrás hacia adelante.

nunciación japonesa. De modo que, por ejemplo, para escribir «casa», tanto en chino como en japonés se utiliza el mismo carácter, que por sí solo ya tiene significado. Sin embargo al verlo escrito, un chino pronuncia «casa» en chino y un japonés pronuncia «casa» en japonés, aunque el carácter sea exactamente el mismo. Los chinos tienen el mismo problema, ya que aún escribiendo igual, en el norte se habla mandarín, y en el sur, cantonés.

Aunque pueda parecer sencillo, en realidad es complejo, porque cada kanji, además de la pronunciación japonesa suele tener también una o dos pronunciaciones chinas, como decimos.

Además, existen dos silabarios (silabarios, no abecedarios): el hiragana y el katakana. Cada uno de ellos está compuesto de 48 caracteres distintos, y fueron creados en Japón a partir de simplificaciones de los dibujos de los kanjis.

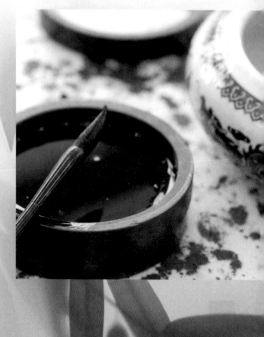

La aclaración de «silabario» se hace porque estos kanas representan sílabas, los fonemas que utiliza el japonés y no simples letras. El concepto de «letra» no existe en idiomas como el chino o japonés, apartándose de este modo de las lenguas románicas.

# Ikebana: el arte floral

El Ikebana, que literalmente significa colocar flores vivas, hace referencia al arreglo floral propio de Japón que se desarrolla como arte desde hace más de 700 años.

Se conoce también con el nombre de *kado*, el camino de la flor. Sin embargo, no solo son importantes las flores en este arte, sino también la rama, el tallo, las hojas, la disposición, el arreglo, etc.

Además de su propósito estético, también se emplea como método de meditación, ya que está conectado con el flujo de las estaciones y los ciclos de la vida.

El hecho de que las obras sean efímeras lo convierte en un acto de reflexión sobre el paso del tiempo.

## Belleza

En el Ikebana se conjugan tres de los elementos más importantes de la naturaleza para los japoneses: sencillez, equilibrio y belleza; pero es más que un ornamento floral, es un camino de autorrealización.

Sus raíces descansan en el profundo sentido que los japoneses tienen de la observación del paisaje, su respeto al poder de la naturaleza manifestado en las montañas, piedras, cascadas y árboles, y su respuesta a la fuerza, fragilidad y belleza de los árboles y las flores. Y el respeto por todo ello.

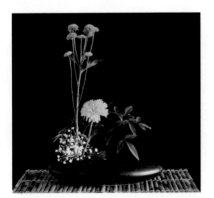

La diversidad natural de las tierras y un antiguo estilo de vida basado en la agricultura hacen de Japón el escenario ideal para el desarrollo del lkebana. Tras la introducción del budismo en el siglo VI y con la costumbre de hacer ofrendas con flores a Buda y a las almas de los muertos, los arreglos florales se perfeccionaron hasta convertirse en todo un arte que sigue practicándose en la actualidad.

El arte del arreglo floral basa sus principios en la línea, el ritmo y el co-

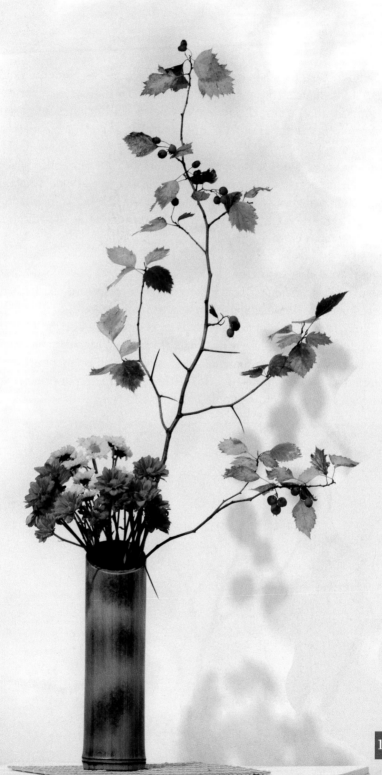

lor, como medios para conseguir una recreación del crecimiento floral. Todo arreglo floral sigue siempre unos principios básicos, marcados por tres líneas que simbolizan el cielo, el hombre y la tierra. La línea más importante, llamada primaria o shin, es el tallo, que simboliza al cielo, a cuyo alrededor se forma el arreglo.

Luego encontramos la línea secundaria o soe, que simboliza el ser humano, y suele colocarse de forma que parezca que crece al lado y hacia la línea central, debe tener unos 2/3 del largo del shin y debe estar inclinada hacia él (el hombre aspira al cielo). Finalmente, la línea terciaria o tae simboliza a la tierra y es la más corta.

## Tres estilos y dos soportes

Como todas las tradiciones que cuentan con una larga historia, existen actualmente tres escuelas de Ikebana bien diferenciadas y con estilos distintos:

• **Ikebono,** la más importante, fue creada en el siglo VI por un monje budista que se retiró a Kioto para dedicarse al arreglo floral como ofrenda religiosa, desarrollando las técnicas que previamente había estudiado en la corte imperial China.

• **Ohara** data del período Meiji (1867-1912) e incorpora por primera vez flores occidentales hasta ese momento desconocidas.

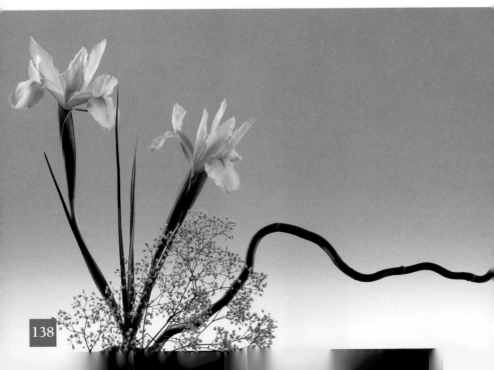

• **Sogetsu,** la más reciente (siglo XX), reclama el papel del Ikebana como creación de esculturas vivas.

Para las creaciones de Ikebana existen dos soportes: El *kenzan* y el *hanadome*. El kenzan se utiliza para sostener los ramos de flores, las ramas y otros materiales. Su base, tan pesada como el plomo y con muchos salientes, se coloca en un recipiente y las puntas de las flores y ramas se colocan en sus agujas para mantenerlas erguidas. Pueden ser redondos, cuadrados, rectangulares e incluso ovalados, como la concha de una tortuga. El hanadome se elabora con numerosos círculos de metal unidos. Los retoños de flores se colocan en los círculos para mantenerlos erguidos y hacer la composición.

## PÁJAROS Y ZORROS

Japón recibió una gran influencia de China en la antigüedad. Por ejemplo, los japoneses adoptaron la antigua creencia china de que los pájaros y los animales eran mensajeros de los dioses, e incluso también dioses en sí mismos. Uno de estos animales fue el zorro (Imaizumi tadaki, ver pág. 00). Los zorros mantenían a los pequeños ratones bajo control, comiéndoselos. Y dado que protegían los arrozales, acabaron por convertirse en dioses.

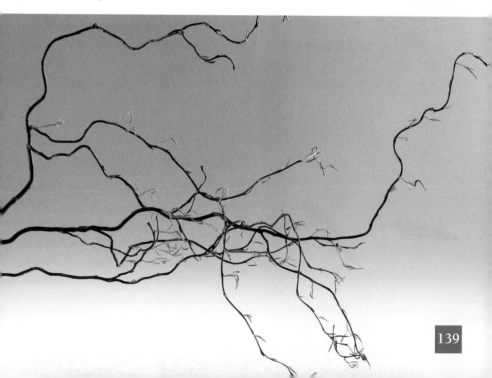

# Haikus:
# la poesía

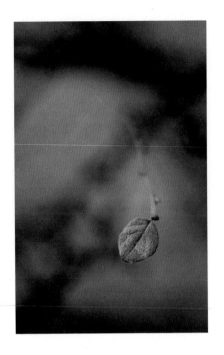

Los haikus, la forma poética más antigua que sigue activa en el mundo y probablemente la más corta que existe, son breves poemas, en ocasiones de unas pocas palabras, que intentan transmitir la súbita percepción de la belleza, la esencia de un momento donde el hombre se encuentra en contacto con la naturaleza, o tan sólo una impresión, emparejando términos opuestos o incongruentes, como movimiento e inactividad, cambio y continuidad, tiempo y atemporalidad, asociado a una conciencia budista zen. Es una forma poética que consta de tres líneas de 17 sílabas, divididas en tres unidades métricas de 5-7-5 sílabas (*onji*).

Antes de que fueran escritas las poesías en Japón, la gente les escribía tankas a los dioses y a los monarcas en el poder. El tanka (también llamado waka) es un antecesor del haiku que constaba de 5-7-5-7-7 sílabas y llegó a ser la forma poética favorita de la corte imperial japonesa.

A finales del siglo VII, la corte imperial comenzó a consolidar las formas culturales, sociales y políticas. Los funcionarios menores y escribas ganaron reconocimiento como suministradores de poemas y especialistas en palabras, debido a su habilidad para componer.

Se realizaron competiciones entre los poetas que hicieron revivir una forma antigua china de vincular poemas que al final se convertían en novelas. Un poeta escribía la mitad de un poema, es decir 5-7-5 sílabas y otro lo terminaba con

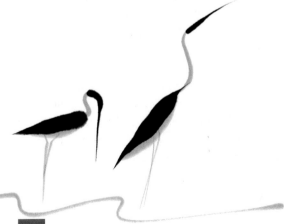

## BASHÔ

Cuando Bashô estudiaba con su maestro, este último le visitó un día y le preguntó:

— *Bashô, ¿cómo te van las cosas? A lo que respondió:*
— *Después de la lluvia reciente, el musgo ha crecido más verde que nunca.*
— *Bashô, ¿qué budismo es anterior al verdor del musgo?*
— *Una rana salta al agua, escucha el sonido.*

Bashô, cuestionado por su maestro sobre la verdad última de las cosas que existieron incluso antes de este mundo, vio una rana en un estanque y su sonido rompió la serenidad.

Bashô basó su poesía en una visión objetiva de sus propias experiencias. No habla de sueños, sino de momentos. Esta es la verdadera esencia del haiku.

7-7 sílabas. Luego, un tercer poeta escribía otro poema de 7-5-7 sílabas para contestar al anterior y un cuarto otro de 7-7 sílabas.

## Poemas compartidos

En el siglo XIV se puso de moda un tipo de poema que consistía en que una persona escribía la primera mitad de un poema similar a waka y una segunda persona lo completaba. Podían participar como máximo 4 personas en la composición. Este juego evolucionó con reglas complicadas para asegurar la dicción elegante de la corte y los ideales estéticos.

Haikai se llama a una forma de poesía rítmica, originalmente de 5-7-5 o 7-7 sílabas, muchas veces de distintos autores. El nombre Haiku deriva de «haikai no ku» que significa «una frase de haikai». Bashô mezclaba a veces prosa y haikai y compuso haikus independientes que no formaban parte de un haikai más largo.

Sin embargo, durante las reuniones sociales donde los participantes se emborrachaban, se comenzaron a escribir versos cómicos y eróticos, ignorando muchas de las reglas. Estos poemas recibían el nombre de haikai. Matsunaga Teitoku, un maestro haikai, intentó depurar y popularizar esta forma poética y se la enseñó a su discípulo Matsuo Bashô (1644-1694), quien escribió sus poemas durante sus frecuentes viajes por todo el Japón y se convirtió en uno de los más célebres poetas japoneses.

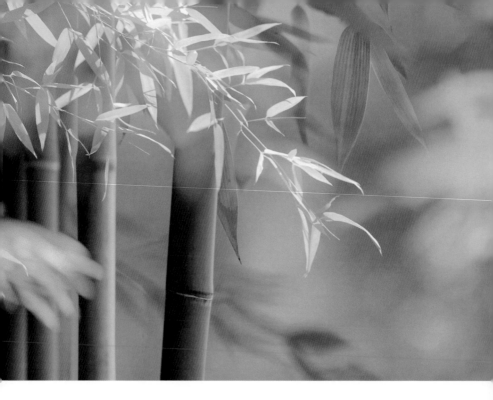

## Estudiando haikus

Tan utópicas son las posibilidades de alcanzar a comprender de «manera total» la esencia de un halku, que el solo abismo existente entre un oriental y un occidental, por lo menos en su manera de aprender y explicar el mundo y las cosas, es suficiente como para admitir un punto de partida completamente disímil. Un haiku es poesía pura, lejos de los engranajes meramente intelectuales que a veces estructuran un poema, es un comprimido de escasas sílabas, un incitador de ciertas reacciones implícitas en palabras que despiertan «el sentido de una clave».

*A cada brisa*
*la mariposa cambia de lugar*
*sobre el sauce*

*Yo pienso: las flores caldas*
*retoman a sus ramas,*
*¡pero no! Son mariposas*

*Dolor de este mundo:*
*¡Igual que cuando florecen las flores*
*a pesar de ellas!*

Aparte de la esencia poética de todo haiku, su comprensión profunda es mucho más compleja, especialmente si tomamos en cuenta la necesidad de poseer un conocimiento específico de la cultura india, china y japonesa, y una transformación alquímica de su espíritu y sensibilidad.

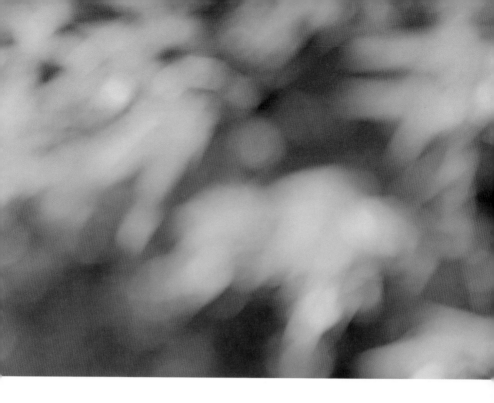

*No riñáis nunca,*
*vosotras, hechas para ayudaros mutuamente,*
*aves de travesía*

Todos los elementos del haiku tienden a despertar una emoción estética por vía de la sugerencia. Sugerir y aproximar la emoción serían las formas más acertadas para un acercamiento a esta poesía que , si bien ofrece elementos de la realidad, los desarrolla con gran economía de descripción , llegando a proponer una visión incompleta que el lector continuará libremente.

*Sobre el estanque muerto*
*un ruido de rana*
*que se sumerje*

El haiku no expresa pensamientos o ideas, sino la misma realidad de las cosas: la esencia pura de las cosas, basada en la intuición, en la simplicidad y en la no-intelectualidad. El haiku es una especie de iluminación, que por la acción del choque zen descubrirá esa otra emoción del alma.

Los maestros zen nos recuerdan que, cuando se toma un cosa, se la toma justamente con todas las cosas. Así, una flor es la primavera, y una hoja muerta es el

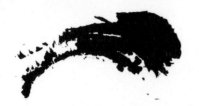

otoño, o todos los otoños. Un haiku puede ser grave o alegre, religioso, satírico, amoroso, piadoso, irónico, encantador o melancólico, pero la naturaleza se halla siempre presente en todo haiku.

*La primera estrella*
*¡no pensaremos que la ha encontrado*
*este faisán que grita!*

En el haiku la alusión está muy comprimida. El recuerdo de una flor interpreta al cerezo en flor, y con él a la primavera. El sonido de una campana puede indicar la puesta de sol; la hierba sobre la tumba, el verano.

La misma mutación de la naturaleza, las cuatro estaciones que forman de una manera u otra un paralelo con los sentimientos humanos, son aludidos repetidamente por los poetas.

La intención de asociar Indirectamente hechos o sentencias budistas, costumbres sociales, episodios históricos, leyendas o sentimientos religiosos más o menos comunes en Japón, la alusión a la unidad de las cosas, el panteísmo conceptual rescatado por el poeta que prolongará humanamente el destino de las cosas y los seres.

*Este mundo no es más que una simple gota de rocío*
*temblorosa sobre un tallo;*
*y sin embargo... y sin embargo*

Una hoja es suficiente para identificar el bosque, detrás del que se halla la naturaleza; una gota descubre el mar, y junto a él aparecerán las mareas, el flujo, los reflejos, el movimiento. Un contraste aumenta el valor de las emociones, basado justamente en la oposición. SI se piensa en una gran campana, ha de tenerse la inmediata noción del sonido horadando el aire, pero si encima de esa campana se halla posada, durmiendo, una mariposa, la imagen cobra una desmedida fuerza, ya que de esa manera se está asistiendo al sentimiento de confianza, de ingenuidad, de desconocimiento de lo que puede acechar.

*Sobre la campana del templo*       *Devuelvo mi nombre*
*reposa y duerme*               *al entrar en*
*la mariposa*                *este edén de flores*

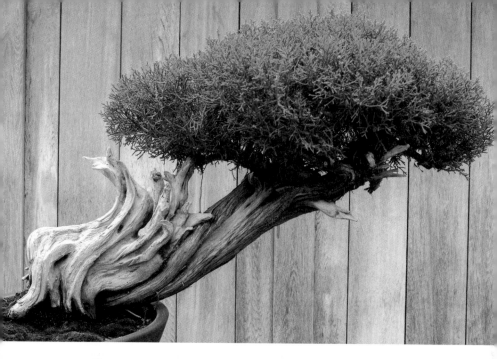

# Bonsáis

El bonsái es una planta vivaz de tronco leñoso, cuyo nombre se compone de dos kanjis: *bon* «bandeja, recipiente», y *sai*, «naturaleza, planta, árbol». La traducción literal es, por tanto, «árboles de maceta» o, más exactamente, «plantas cultivadas en maceta».

El arte del bonsái es un buen ejemplo del respeto que tienen los japoneses hacia los seres vivos y la naturaleza, y cómo ellos perciben su belleza y se comunican con ella. Un bonsái no es una planta genéticamente empequeñecida, sino que se mantiene pequeña dándole forma y podando las raíces con paciencia y mucho cuidado. En realidad, son reproducciones de los viejos árboles que crecen libremente en la naturaleza, y a los que con unas técnicas apropiadas de poda, alambrado y composición, se consigue dar ese aire de árbol gigante a pesar de su pequeño tamaño.

## Dos formas de cultivo

Las referencias más antiguas de las que se tiene constancia sobre bonsáis proceden de China, y están reflejadas en unas pinturas de la dinastía Tang (años 618-906), de donde nos llegan dos de las maneras de cultivarlo:

• **la practicada en el sur,** que consiste en cultivar los árboles tratando de imitar la naturaleza, razón por la cual se crían únicamente los ejemplares encontrados

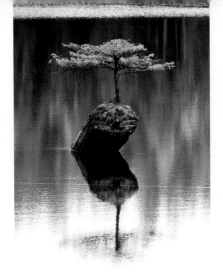

en el monte, y se conservan más o menos. con su forma natural; se evita la aplicación de alambre en ramas y tronco, y se le da forma basándose únicamente en podas.

• **la practicada en el norte,** donde intentan conseguir formas armoniosas, aunque para ello se tengan que utilizar alambres u otros objetos para conseguirlo.

## De los templos a tu casa

El arte de los bonsáis se originó en China hace unos dos mil años por los monjes taoístas como objeto de culto; aunque fue en Japón donde tomó más fuerza hace más de 800 años. Para ellos era símbolo de eternidad, y el árbol representaba un puente entre lo divino y lo humano, el cielo y la tierra.

Durante siglos, la posesión y el cuidado de los bonsáis estuvo ligado a los nobles y a las personas de la alta sociedad. Según la tradición, aquellos que podían conservar un árbol en maceta tenían asegurada la eternidad. Por esta causa, los monjes disponían los árboles pequeños en vasijas a lo largo de las escaleras de los templos y hasta eran fuente de adoración.

## Las tres virtudes

En general, se utilizan árboles que proceden de esquejes, aunque también sirven las semillas, salvo que en este caso tardarán mucho en llegar a ser verdaderos árboles. Por lo general, las especies más frecuentes son de interior, a pesar de que en

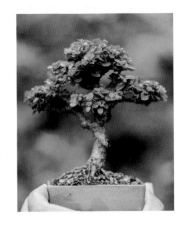

realidad no existe ninguna especie de interior, ya que los bonsáis son árboles y como tales todos viven al aire libre en sus lugares de origen. No existe por tanto ninguna especie que viva sin problemas en el interior de nuestra casa, aunque algunas de ellas pueden llegar a adaptarse con mayor o menor éxito al clima especial de nuestro hogar.

El principio estético que debe seguirse para cuidar a un bonsáis es el patrón triangular de las tres virtudes básicas necesarias para crear y cuidar un bonsái: shin-zen-hi (verdad, bondad y belleza).

# Kodo: el incienso

En Japón, cuenta la leyenda que hacia el siglo VI los pescadores de Awaji fueron a la playa a recoger los restos echados por el mar tras una tempestad. Entre ellos, encontraron un palo largo y lo echaron sobre una hoguera de donde se elevó en seguida un olor seductor.

Los pescadores admiraron el prodigio y fueron a hacer obsequio de esa madera a la casa imperial. El príncipe hizo cortar en dos partes la madera: una para esculpir una efigie del Buda y la otra para depositarla en el Templo de la Ley Próspera.

### Resinas orientales

Así es como, según la leyenda, se introdujo en Japón el incienso y difundió su uso a partir de ese momento. En Occidente la palabra incienso procede del latín *incensus*, «provocar pasión, emoción». Su uso se remonta a los tiempos bíblicos y su origen se encuentra en Egipto, donde las gomas y resinas aromáticas de los árboles fueron importadas de Arabia y de las costas de Somalia para que se utilizaran durante las ceremonias religiosas. El incienso se utilizaba también por los faraones, para disimular los malos olores, ahuyentar a los demonios y alabar la presencia de los dioses.

Este uso religioso se expandió hacia Babilonia, Israel, Grecia y Roma, y alcanzó la India, donde en la actualidad todavía se utiliza mucho, tanto por los hindúes como por los budistas.

Los budistas lo llevaron a Japón en el siglo VI y lo utilizaron durante las cere-monias de purificación. Los delicados olores del ko (el incienso japonés de mayor calidad) dieron lugar, 200 años después, a objetos de refinado placer en la Corte Imperial de la Era Heian. Durante el shogunato, en el siglo XIV, los guerreros samuráis perfumaban sus cascos y armaduras con incienso para darse un aura invencible cuando se encontraban con un enemigo y hacer frente a su destino. Pero es en la era Muromachi, en los siglos XV y

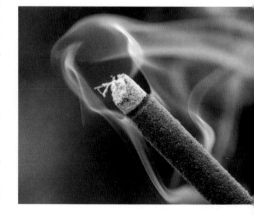

XVI, cuando el arte de refinar el incienso se desarrolló y se generalizó su uso entre las clases altas y medias de la sociedad.

Los elaboradores de incienso han llevado hasta nuestros días la especialidad del fabricar incienso. El koju, experto artesano en este arte, en el siglo XVI realizaba su trabajo en la corte imperial. Las empresas importantes de fabricación de incienso en Japón continúan elaborando sus productos principalmente a mano, como se hacía antiguamente. Los ingredientes de base de gran calidad se utilizan para la fabricación de inciensos refinados como el sándalo o el jinkô.

## De las resinas al ritual

Durante el proceso de fabricación, las gomas naturales y las resinas de maderas preciosas, así como de extractos de flores, se meten en una cuba donde se mezclan con otras materias primas. En esta fase de elaboración del incienso residen la mayoría de secretos de fabricación. La pasta que se obtiene de esta manera se modela en grandes tinas de incienso (sin bastones), en conos o en tortas. Después, se sacan y se colocan en bastoncitos de madera para secarse.

Se coloca entonces el incienso en un local en el que la humedad y la temperatura se controla por medio de oberturas y de maderas que les dan la cantidad necesaria de aire y de luz para que endurezcan.

Alrededor del incienso y de sus rituales existe una verdadera cultura. El kodo no se asocia sólo al placer del olor, sino a una experiencia estética y a una espiritualidad directamente relacionada con el espíritu zen.

Su práctica se lleva a cabo en solitario o en grupo. Los rituales asociados al incienso permiten alcanzar un estado de paz interior que favorece la reflexión y la meditación. Para el budismo zen, regalar incienso es uno de los mejores ofrecimientos que pueden hacerse.

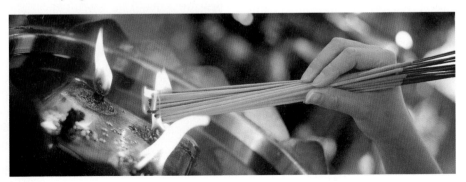

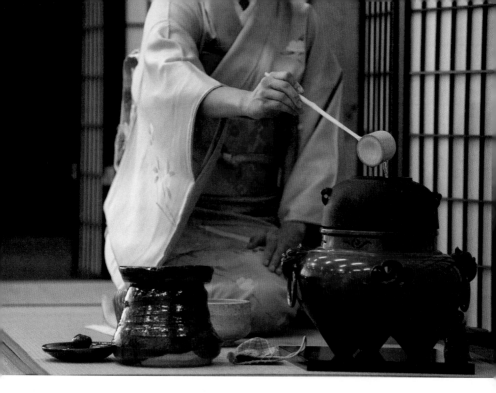

# Chanoyu, la ceremonia del té

La ceremonia del té en Japón es un ritual tradicional influenciado por el budismo zen. En ella, el té verde en polvo (matcha) se prepara de manera ceremonial por alguien experimentado y se sirve a un pequeño grupo de invitados para su disfrute.

*Chanoyu* (literalmente «agua caliente para el té»), se refiere habitualmente al agua utilizada en la ceremonia ritual, mientras que *chado* («el camino del té») representa el estudio o la doctrina de la ceremonia del té.

Más particularmente, *cha-ji* se refiere a la ceremonia del té completa con el *kaiseki* (una comida ligera), la *usuicha* (té ligero) y el *koicha* (té fuerte), que dura aproximadamente cuatro horas.

## Desde hace siglos

La costumbre de beber té entró en Japón a través de China. Al principios del siglo IX, el autor chino Lu Yu escribió el *Ch'a Ching* (*El clásico del té*), un tratado sobre el té explicando su tradición y su preparación. La vida de Lu Yu estuvo muy influenciada por el budismo y en concreto por la escuela que posteriormente se conocerá como zen, cuyas ideas tendrían una gran influencia en el desarrollo de la ceremonia del té en Japón.

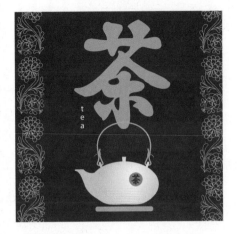

Una *chakai*, literalmente «un encuentro alrededor del té«. no incluye el kaiseki.

Durante el siglo XII se introduce una nueva clase de té, el matcha. Este té verde en polvo, que deriva de la misma planta que produce el té negro, pero sin fermentar, fue utilizado en los rituales budistas.

Durante el siglo XIII, momento en el que empezó a realizarse la ceremonia del té, los guerreros samuráis empezaron a preparar matcha para beber antes de entrar en combate.

La ceremonia del té se desarrolló como una práctica de la trasformación y empezó a evolucionar con su propia estética. Es el caso, muy especialmente, del *wabi* («refinamiento y calma») que se caracteriza por la humildad, la simplicidad, el naturalismo, la hondura, la imperfección que valora la simplicidad a través de objetos no lujosos y la celebración de la belleza que el tiempo concede a los materiales.

Durante el siglo XVI, el hecho de beber té se generaliza en todos los niveles de la sociedad japonesa. Sen no Rikyu, sin duda la figura histórica más conocida

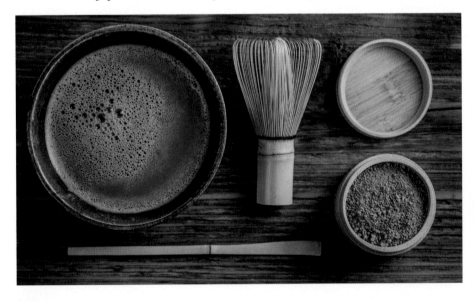

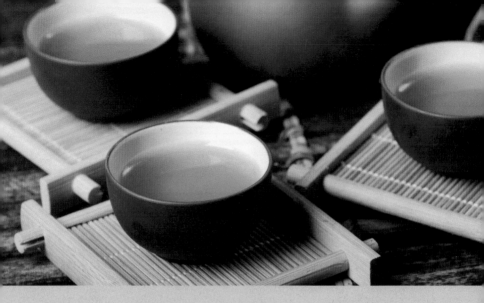

## UNA VERSIÓN LIBRE DE LA CEREMONIA DEL TÉ (CHANOYU) PARA CULTIVAR EL ICHIGO-ICHIE

• El lugar de encuentro debe invitar a la calma, por lo que se desaconseja reunirse en bares o restaurantes con música fuerte o estridente, así como los espacios no aislados del ruido del tráfico.

• Iniciaremos el encuentro con el saludo «Ichigo-ichie» para recordarnos que vamos a vivir juntos un momento irrepetible.

• Mientras desarrolla la ceremonia, daremos espacio para el silencio, sin obsesionarnos en «llenar el vacío» con cualquier conversación.

• Al charlar evitaremos todo tema que pueda ser polémico, desagradable o estresante. Cualquier asunto que cree separación está excluido de la mesa.

• Promovemos, en cambio, los temas de conversación que hagan sentir bien a los participantes: los comentarios sobre lo singular del lugar, la calidad del té y a belleza de la tetera; nuestros descubrimientos artísticos o culturales; recomendaciones de viajes, restaurantes… en suma, hablaremos de todo aquello que nos produce placer.

• La escucha es un factor esencial para que todo el mundo se sienta parte de la ceremonia; por lo tanto, evitaremos interrumpir o desconectar de lo que está diciendo nuestro interlocutor, pensando en nuestras cosas o preparando la respuesta que vamos a dar.

• Al concluir el chanoyu, nos despediremos diciendo «Ichigo-ichie» para recordar que hemos vivido algo único, que no volverá a suceder de la misma manera nunca más.

• La ceremonia del té fue concebida para al menos dos personas pero tomar un té con nosotros mismos puede ser también un auténtico bálsamo para el alma.

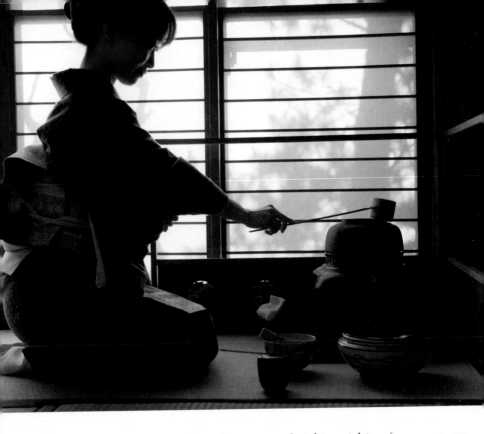

de la ceremonia del té, introduce el concepto de ichi-go ichi-e, («una vez, un reencuentro»), una creencia según la cual cada encuentro debe ser considerado como un tesoro que no podrá volverse a repetir jamás y por tanto ha de ser perfecta.

Los principios que transmite son: armonía (wa), respeto (kei), pureza (sei), y tranquilidad (jaku). Para realizarla se necesitan un buen número de utensilios: chakin, la tela blanca, fukusa, el pañuelo de seda; hishaku, la caña de bambú ; chawan, el bol, etc.

Cada uno de los utensilios, incluyendo el bol de té, se limpia de forma ritual en presencia de los invitados, siguiendo un orden preciso y se colocan, asimismo, según un orden establecido.

Una ceremonia del té puede durar entre una y cinco horas, según la ceremonia llevada a cabo y el tipo de comida que se sirva; por ejemplo, el *Kaiseki ryori* es un tipo de comida procedente de la práctica del zen muy frecuente durante la ceremonia del té.

Normalmente es estrictamente vegetariana y se utilizan ingredientes frescos de la temporada ordenados por su sabor y olor. El *kaiseki* para la ceremonia del té se llama normalmente *chakaiseki* e incluye una o dos sopas y tres platos vegetales diferentes acompañador de arroz hervido.

# Geishas y samuráis

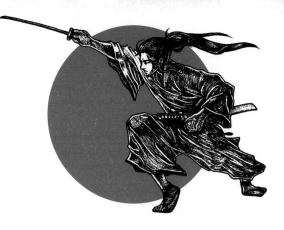

## Los samuráis

Decir samurái es una manera de referirse a los guerreros japoneses de antes de la industrialización. Una expresión más adecuada sería bushi, cuyo uso data del período Edo y que significa literalmente «hombre de guerra».

En la antigüedad se daba por sentado que los samuráis eran personas ilustradas y cultas, y durante el shogunato de Tokugawa, una vez acabadas las guerras, pasaron a tener la función de educadores. Finalizada la era Tokugawa, los samuráis se convirtieron en funcionarios civiles de los *daimyo* y sus espadas pasaron a tener únicamente propósitos ceremoniales.

Las reformas de la restauración Meiji, a finales del XIX, abolieron a los samuráis como clase militar, y se tendió a un ejército más occidentalizado. En el Japón de nuestros días aún sobrevive el bushido, el estricto código de los samuráis, así como muchos otros aspectos de su estilo de vida.

## Katana

Los samuráis contaban con un amplio arsenal. Siempre se dice que el alma de un samuráis se encontraba en la katana que portaban. En ocasiones, se lo representa como un guerrero totalmente dependiente de ella para combatir. Sin embargo, ésta es una diferencia que guarda relación con la importancia que tuvo la ballesta en la Europa medieval y lo que representa una espada para un caballero; se trata más bien de un símbolo de estatus y no de un arma tan importante para el samurái.

Al cumplir los trece años, en una ceremonia conocida como Genpuku, el niño recibía un wakizashi, un nombre de adulto, y se convertía en samurái, lo que le daba derecho a portar katana. Sin embargo, el arma más comúnmente utilizada por el samurái era el yumi o arco, y así se mantuvo hasta la llegada de la pólvora y el rifle en el siglo XVI.

## Honor y seppuku

La única salida para un samurái derrotado era la muerte o el suicidio ritual. Seppuku, también conocido en occidente como harakiri, es cuando un samurái literalmente se saca las entrañas y se da muerte. Tras ese acto, otro samurái, usualmente un amigo o pariente, le corta la cabeza. Esta forma de suicidio era realizada bajo diferentes circunstancias: para evitar la captura en batalla, captura que el samurái no consideraba deshonrosa y degradante, sino de mala política; para expiar un acto indigno o fechoría, e incluso para advertir a su señor de que no se estaba portando como debía.

Un samurái preferiría matarse a sí mismo antes que traer deshonor y desgracia al nombre de su familia y a su señor. Esto era considerado un acto de verdadero honor.

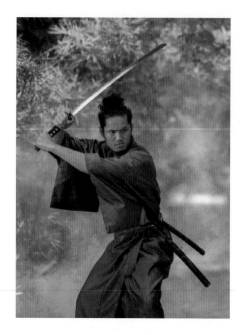

## HACHIMAKI: LAS CINTAS DE LOS SAMURÁIS
Todo el mundo ha visto, en más de una ocasión, a un japonés —ya sea en la ficción de una manga o un anime, o en la realidad— con una cinta blanca rodeando la cabeza, en la que hay dibujados unos kanji. Sin embargo, pocos conocen el nombre y la función de dicha cinta. Pues bien, esa cinta se llama hachimaki y su primera función fue la de proteger al individuo que la llevara de los ataques de espíritus malignos, y, posteriormente, impedir que el sudor le cayera sobre los ojos mientras se estaba realizando un trabajo o un esfuerzo físico.

### Del trabajo a la política, el manga o el deporte
Así pues, lo habitual, incluso en la actualidad, es ver a trabajadores de diferentes oficios ponerse el hachimaki enrollado en la frente, desde los portadores de templetes (o-mikoshi), hasta aquellos que participan en un festival (matsuri) o los obreros de la construcción, pasando por los samuráis mientras practican con la katana.

Otra de las funciones que se le adjudica a la cinta es la de señalar las intenciones que tiene un individuo acerca de algo que va a realizar, por ejemplo, muchos partidarios de determinado grupo político se ponen pañuelos en la cabeza con proclamas políticas propias de su líder. También lo hacen los seguidores de determinado equipo, los estudiantes antes de un examen, etc.

## EL CREDO DEL SAMURÁI

No tengo parientes. Yo hago que la Tierra y el Cielo lo sean.
No tengo hogar. Yo hago que el Tan T'ien lo sea.
No tengo poder divino. Yo hago de la honestidad mi poder divino.
No tengo medios. Yo hago mis medios de la docilidad.
No tengo poder mágico. Yo hago de mi personalidad mi poder mágico.
No tengo cuerpo. Yo hago del estoicismo mi cuerpo.
No tengo ojos. Yo hago del relámpago mis ojos.
No tengo oídos. Yo hago de mi sensibilidad mis oídos.
No tengo leyes. Yo hago de mi auto-defensa mis leyes.
No tengo ideas. Yo hago de tomar la oportunidad de antemano mis ideas.
No tengo milagros. Yo hago de las leyes correctas mis milagros.
No tengo principios. Yo hago mis principios de la adaptabilidad a todas las circunstancias.
No tengo tácticas. Yo hago del vacío y la plenitud mis tácticas.
No tengo talento. Yo hago que mi astucia sea mi talento.
No tengo amigos. Yo hago de mi mente mi amiga.
No tengo enemigos. Yo hago del descuido mi enemigo.
No tengo armadura. Yo hago de la benevolencia mi armadura.
No tengo castillo. Yo hago de mi mente inamovible mi castillo.
No tengo espada. Yo hago de mi No mente mi espada.

Tan extendida está la costumbre de utilizar el hachimaki que en muchos manga y anime aparecen estudiantes o deportistas llevando uno en la frente, para mostrar así que están realizando un esfuerzo. Se supone que al apretar las sienes con el pañuelo se facilita la memorización, se agiliza el razonamiento y el estudio. Este uso estaría muy cerca del que le dieron los kamikazes en la Segunda Guerra Mundial, que también se lo ponían antes de salir a morir en la batalla.

Esto también sirve para los deportistas, practicantes de cualquier deporte o incluso seguidores de un equipo. Antes de intentar conseguir un reto importante pueden decidir llevar hachimaki para apoyar a los jugadores, o los propios individuos para transmitir ese mensaje de fuerza a sus fans.

Cuando sólo se utiliza para trabajar, no lleva kanji escrito y suele ser de tela de toalla, no de algodón.

En los festivales matsuri se utiliza, o bien una cuerda con fines ornamentales, o una cinta de múltiples tonos, estampados y con motivos tradicionales. Los estudiantes, grupos políticos o equipos deportivos suelen utilizar una tela blanca con un kanji explicando el motivo por el que lo llevan.

## Geishas

Las geishas son mujeres entrenadas desde temprana edad como acompañantes femeninas para entretener, bailando, tocando el shamisen, o conversando de un modo ocurrente y elegante a los hombres.

Las más famosas tenían una consideración igual que si fueran artistas de cine y una remuneración que lo avalaba, y sus habilidades musicales y de danza eran muy apreciadas. A menudo tenían varias sirvientas, que podían también estar entrenándose para llegar a ser geisha.

Así, son las artistas tradicionales por excelencia de Japón. De hecho, la palabra *geisha* significa literalmente «artista» o «artesano», y su figura fue muy frecuente durante los siglos XVIII y XIX y, aunque aún existen en la actualidad, tan sólo son un número bastante reducido.

La tradición de las geishas evolucionó del *taikomochi* u *hokan*. Las primeras geishas eran hombres, cuando surgieron las primeras mujeres que se llamaban a sí mismas geishas, se las conocía como onna geisha, que literalmente significa «mujer geisha», ya que en aquellos momentos la palabra «geisha» hacía referencia a los hombres (como otoko geisha, es decir, hombres geisha), que se dedicaban a entretener con su arte a los clientes de las casas de té, dentro y fuera de los barrios de placer. Actualmente todas las geishas son mujeres.

La práctica más conocida y notable de las geishas es el arte de servir el té. Para

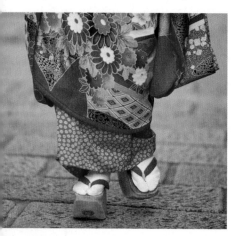

ello tiene una pequeña casita aparte de la principal o habitaciones donde el té es servido siguiendo un ritual ancestral. La casita también puede ser directamente el local, que recibe el nombre de ocha (casa de té), donde seremos recibidos.

Las geishas no son prostitutas. Aunque en el pasado, el derecho de tomar la virginidad de las geishas (*mizuage*) era un acto comercial y del que se hablaba en todo el barrio, no se las forzaba a tener relaciones sexuales con ningún cliente.

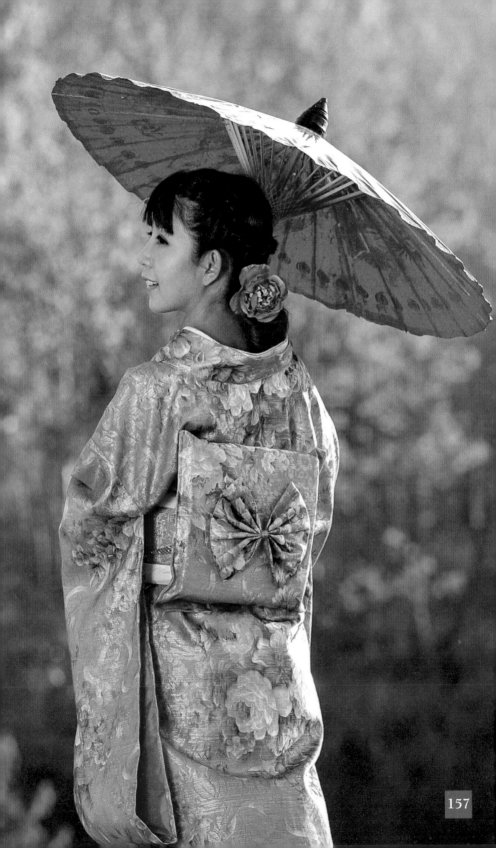

## Yukata y kimono.
## Del algodón a la seda

Tanto la yukata como el kimono forman parte de las vestimentas tradicionales de Japón, sin embargo, aunque muchas personas han escuchado hablar de ellas; son pocos los que conocen las diferencias que hay entre ambas.

La diferencia básica entre la yukata y el kimono se puede ver en el tejido. La yukata suelen estar hecha de algodón, mientras que el kimono está confeccionados en tela de seda.

Otra diferencia es que la yukata se usa durante la temporada de verano, en lugares cálidos y frescos. También se usan para los baños termales, aunque en este caso suelen ser aún más ligeras que las normales. La palabra *yukata* viene de Yu «baño» y Katabira, lo cual significa «debajo de la ropa». Por otra parte kimono viene de kiru «llevar» y mono «cosa»; lo cual literalmente puede traducirse como «cosa de llevar».

A diferencia de la yukata, el kimono tiene al menos dos fajas anchas llamadas obi; de las cuales una se coloca de forma diagonal casi rozando el cuello y la otra va alrededor de la cintura. El kimono es una vestimenta más suntuosa, reservada para ocasiones especiales.

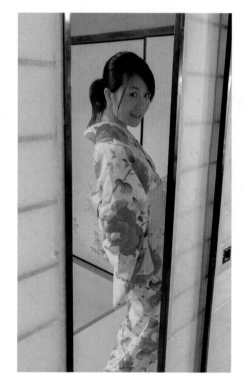

El kimono es usado tanto por hombres como por mujeres, sin embargo, la yukata es más usada por mujeres que por hombres. En términos de costos, el kimono también suele ser más caro que la yukata.

### Diferencias entre yukata y kimono

• La yukata suele estar hecha de tela de algodón, mientras que los kimonos se confeccionan en seda.

• Los kimonos son para ocasiones especiales, pero las yukatas son más sencillas y se usan de manera informal.

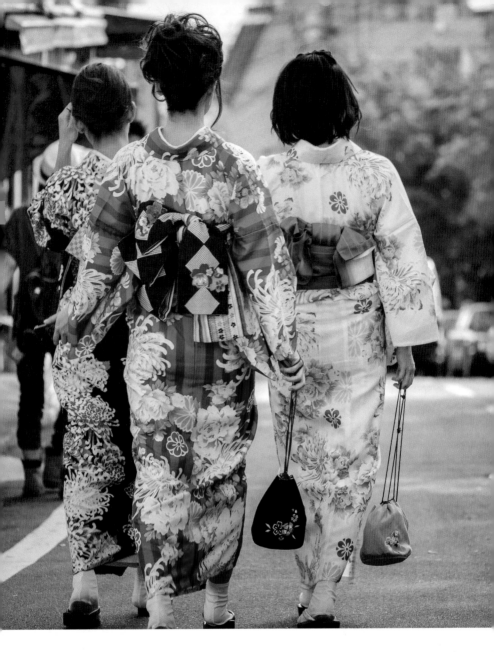

- Las yukatas suelen tener una pequeña faja alrededor de la cintura, pero los kimonos tienen al menos dos y se colocan de manera diferente.
- Tanto hombres como mujeres usan kimono, pero la yukata suele ser usada principalmente por mujeres.
- El kimono es más caro que la yukata.
- Las yukatas pueden ser cortas, pero los kimonos no.
- Las mangas del kimono suelen ser mucho más amplias que las de la yukata.

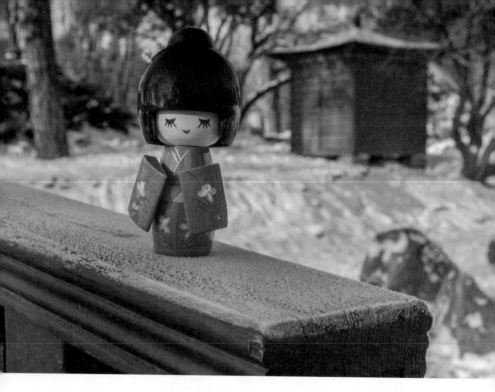

# Kawaii y la ternura

Kawaii es un adjetivo del idioma japonés que puede ser traducido al español como «bonito» o «tierno». Kawaii ha hecho fortuna en la cultura popular japonesa: en el entretenimiento, en la moda, en la comida, juguetes, apariencia, conducta y hábitos personales. Kawaii es guai.

### Kawaii, el cariño cotidiano

Los japoneses utilizan la ternura en una gran variedad de casos y situaciones en donde, en otras culturas, pueden ser considerados incongruentemente infantiles o frívolos (por ejemplo, en publicaciones guber-

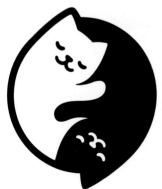

namentales, en avisos del servicio público, en un ambiente de negocios, en la publicidad militar, o en medios de transporte, entre otros).

La palabra kawaii se escribe con dos kanjis, *ka*, cuyo significado es «tolerable», «pasable» o «posible»; y *ai*, que se lee y cuyo significado es «amor».

Al unir ambos ideogramas, la lectura del segundo kanji cambia a wai para evitar el efecto fonético de pronunciar dos aes seguidas (ka-ai).

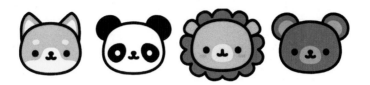

Existen palabras en japonés que se derivan de la voz kawaii: *kawairashii*, un adjetivo que se puede traducir como «adorable» o «dulce»; *kawaigaru*, un verbo que se traduce como «enamorarse» o «encantarse» o *kawaige*, una palabra que describe el «encanto de un niño inocente».

### En niños y adultos

Antes el término kawaii se usaba solo para describir la ternura de un bebé o de un animal, pero, en la actualidad, el uso se ha ampliado a cualquier tipo de cosas. El fenómeno de lo kawaii se presentó por primera vez durante la década de 1960 con la aparición de juguetes en forma de animales de peluche. El término comenzó a tener aceptación entre los adultos durante la década de 1980. Anteriormente, la norma social en Japón entre los adultos era ser y actuar de manera madura, para enfocarse en la productividad económica del país. Cuando Japón alcanzó la cima de dicho objetivo, la presión social de actuar con madurez dejó de tener efecto. Las mujeres fueron las que usaron el término por primera vez de manera limitada para referirse a cualquier cosa bonita.

Los adultos comenzaron a desinhibirse con el término kawaii con la aparición de los nameneko en la década de 1980: Un fenómeno que mostraba a gatos vestidos como gamberros bōsōzoku (banda de motociclistas, generalmente adolescentes mayores, que viajan por las carreteras ignorando las reglas de tránsito). Muchas mujeres consideraban a los bosozoku como atractivos; eso, unido a la asociación de los gatos, hizo que el fenómeno nameneko generara un

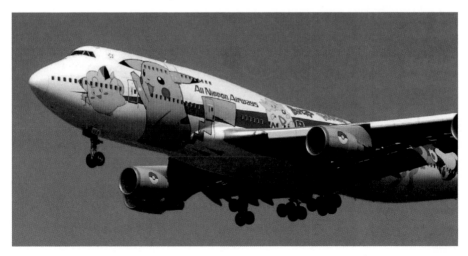

# ALGUNOS TIPOS DE KAWAII

Dentro del entorno sobre lo que es kawaii, existen varios tipos de sensaciones generadas por objetos como:

• **Bebés y animalitos:** generan un sentimiento auténticamente kawaii por la ternura que producen, así como un sentimiento puro de afinidad y de relajación.

• **Criaturas raras de series de anime,** cuyas características físicas y su comportamiento hacen que sean considerados kawaii, el claro ejemplo de eso son criaturas como Pikachu.

• **Juguetes, peluches y muñecas:** producen una sensación de relajación similar a la de los bebés, pero poseen una combinación de sentimientos de adoración y afinidad.

• **Ídolos musicales:** generan un sentimiento intermedio entre lo kawaii (relajación) y lo moé (valoración), y tienen un mayor grado de adoración que los juguetes.

• **Moda japonesa:** ha causado un grado alto de adoración e idolatría al imitar a las personajes de las revistas de moda o celebridades.

• **Erokawaii:** fue acuñado por la cantante Kumi K da y significa 'erótico, al mismo tiempo que kawaii'.

• **Moda lolita:** Se refiere a la moda japonesa que originalmente mezcla elementos de la subcultura gótica y de la moda victoriana, generando un estilo aniñado, femenino y fantástico. Es considerado como moé y crea una combinación de afinidad y adoración.

• **Meganekko:** Es un término que se refiere a las chicas que usan gafas, y que al usarlas las hacen más atractivas. Este estereotipo es común dentro de la cultura otaku y es considerado como moé y genera un mayor sentimiento de afinidad.

• **Figuras de colección:** A diferencia de los juguetes, las figuras de colección pertenecen a la cultura otaku. Son muñecas inspiradas en los personajes de anime y de videojuegos, y vienen en diferentes tamaños; los fanáticos de esta tendencia popular buscan coleccionar la mayor cantidad de muñecas. Es considerado también como moé y transmiten el sentimiento de afinidad.

• **Cosplay café:** Este fenómeno, que también se ha vuelto popular en los últimos años, describe a los restaurantes o cafeterías en donde las camareras están vestidas como sirvientas, criadas o doncellas y asumen una conducta condescendiente y dulce con los clientes, como si fuesen nobles.

sentimiento común de ternura. Poco a poco los varones también comenzaron a emplear dicho término en una situación similar.

Entre las mujeres jóvenes universitarias y recién empleadas era común que se expresaran con tres frases en boga: ¡Uso! ('¡No puede ser!'), ¿Honto? (¿De veras?') y Kawaii.

## Ternura y juguetes

También durante la década de 1980 surgió uno de los principales iconos de lo kawaii: Hello Kitty. Hacia 1985, Hello Kitty apareció abrazando a un oso de peluche y causó un gran éxito. En los años siguientes los clientes exigieron un aspecto más maduro a la gatita, apareciendo una versión en tonos blanco y negro e indicando que las fanáticas de Hello Kitty seguían siendo fieles con el paso del tiempo. Hoy existen hasta juguetes sexuales con la gatita.

A partir de la experiencia de Hello Kitty, lo kawaii adquirió una connotación comercial más destacable. Las empresas comienzan a crear productos con diseños que tuvieran en cierto modo un grado de ternura y encanto. No importaba en qué tipo de producto, ya fuera en juguetes, aparatos electrónicos o inclusive en coches. En 1987 se lanzó el Nissan Be-1, y tuvo grandes ventas debido a su estética kawaii, con un aspecto curvilíneo.

Hacia la década de 1990, las empresas que presentaban productos con características kawaii se quedaron sin ideas y los otaku (fanáticos del anime, los videojuegos y de los ídolos musicales) tomaron el protagonismo.

Hoy en día, para algo que comúnmente se puede considerar como kawaii (bonito), un otaku lo describe con otro término: moé ('brote'), que expresa un sentimiento de adoración que «brota desde dentro».

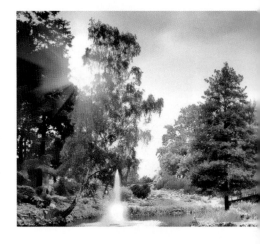

En 2009, el Ministerio de Asuntos Exteriores de Japón designó a tres representantes de la cultura popular japonesa (una representante de la moda lolita, una representante de la moda de Harajuku y una representante de la moda escolar japonesa) como «Embajadoras Kawaii», con la intención de exponer al mundo esta tendencia.

# Ojigi: el saludo japonés

### Saludar con inclinación

La sociedad japonesa es una de las más ritualizadas del mundo. Los japoneses gustan de emplear la forma adecuada para cada situación. El concepto de kata y sus implicaciones en cada acto de la vida son fundamentales para entender su forma de actuar. El saludo y la inclinación son las primeras cosas que debemos considerar cuando tratamos con los japoneses.

La inclinación debe hacerse según la persona a la que mostramos nuestros respetos. Según la posición que ocupa en la jerarquía con respecto a nosotros , así debe ajustarse el ángulo de inclinación, la duración y la actitud que se tenga.

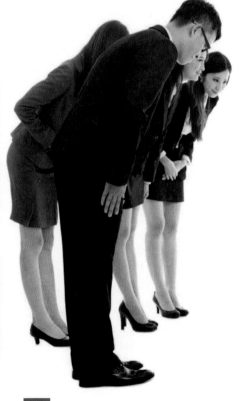
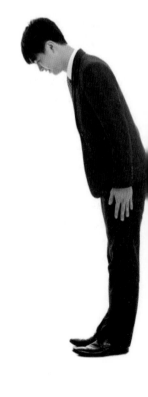

## FORMAS DE OJIGI

- **Shiken-rei:** apropiado cuando se escucha con la atención las palabras del interlocutor.

- **Sesshu-rei:** cuando alguien visita una casa o quiere dirigirse a alguien.

- **Takushu-rei:** saludo normal en postura erguida.

- **Soushu-rei:** saludo básico en la vida cotidiana.

- **Gasshu-rei:** apropiado para ceremonias religiosas o muy solemnes.

### En un ambiente informal

Si se trata de un ambiente informal, basta con una inclinación de unos 15 grados con personas con las cuales no tenemos mucha distancia jerárquica. En una situación formal o con un superior, el ángulo debería llegar a los 45°, al menos en el primer encuentro, ya que en ocasiones posteriores puede reducirse un tanto. La persona que realiza su presentación normalmente deberá inclinarse más que aquel a quien se dirige.

### Los detalles

Los hombres deben llevar las manos a los costados, más o menos a las costuras del pantalón, juntando los talones. Las mujeres desplazan las manos hasta situarlas casi en la parte frontal de los muslos.

La inclinación siempre toma como eje de giro la cintura. El tronco y la cabeza, alineados, bajan al unísono, la espalda recta, nunca combada. La mirada se mantiene en el suelo. Mantener el contacto visual se considera una forma de desafío o insolencia, una falta de humildad, y en cualquier situación sería considerado descortés. El tiempo que dura la inclinación suele ser de uno a dos segundos.

Hasta ahora nos hemos referido al ojigi en tachirei, de pie. Más o menos las mismas reglas se aplican para el saludo desde la posición de seiza, sentados al estilo japonés, *zarei*.

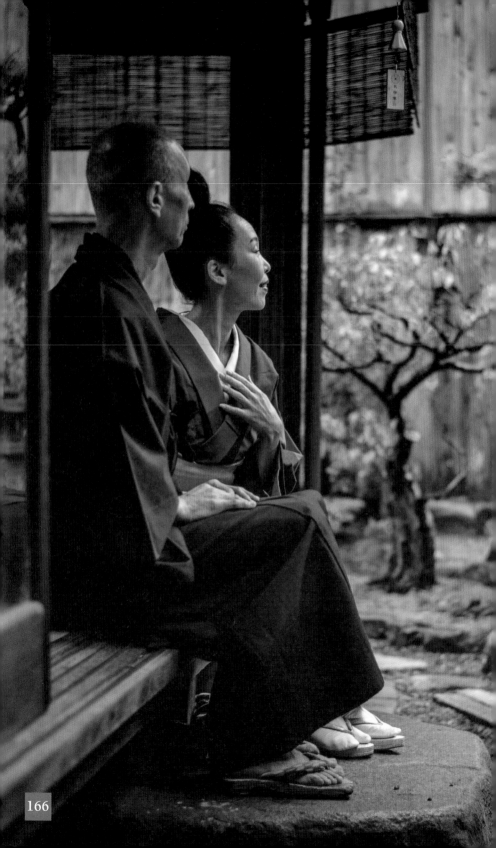

# Bibliografía

Cabezas García, Antonio (ed.). *Jaikus inmortales*. Ed. Hiperión.

Chauvat, Nicolas. *Genki, las 10 reglas de oro de los japoneses*. Ed. Urano.

Cobb, David (ed.). *Haiku*. The British Museum Press.

García, Héctor (Kirai) y Miralles, Francesc. *El método Ikigai*. Ed. Aguilar.

García, Héctor (Kirai) y Miralles, Francesc. *Ichigo ichie*. Ed. Aguilar.

García, Héctor (Kirai) y Miralles, Francesc. *Ikigai*. Ed. Urano.

García, Héctor (Kirai) y Miralles, Francesc. *Shinrin Yoku*. Ed. Planeta.

García, Héctor (Kirai). *Un geek en Japón*. Ed. Norma.

Graf Dürckheim, Karlfried. *Hara, centro vital del hombre*. Ed. Mensajero.

Herp, Blanca y Torres, Laura. *Bosques que sanan*. Ed. Robin Book.

Hoffmann, Yoel, *Poemas japoneses a la muerte*. Ed. DVD poesía.

Kempton, Beth. *Wabi Sabi*. Ed. Urano.

Kerstin, Gottfried. *Wabi-Sabi*. Ed. Océano.

Lavrijsen, Annette. *Shinrin-yoku*. Ed. del Lince.

Navarro, Tomás. *Wabi sabi*. Ed. Zenith.

Niimi Longhurst, Erin. *Japonismo*. Ed. Libros Cúpula.

Qing Li, Dr. El poder del bosque. *Shinrin yoku*. Roca Editorial.

Reggiani, Marco. *Japomanía*. Ed. Lunwerg.

Romanillos, Pere. *Wabi-sabi para el hogar*. Ed. Océano.

Santini, Céline. *Kintsugi*. Ed. Libros Cúpula.

Revista Eikyô. Amantes de la cultura japonesa. (www.eikyo.es)

**Agradecimientos**

Carmen Domínguez, Carme García, Elvira López del Prado, Francesc Miralles, Héctor García (Kiroi), Ana Claudia Rodríguez (www.ysiderepente.com), Anna Sólyom (www.escuchavital.com) y Alberto Manzano.

2 758

# En la misma colección

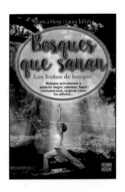

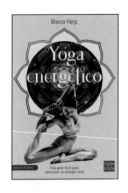

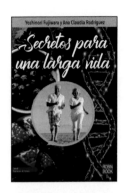

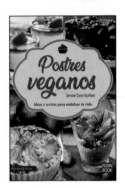

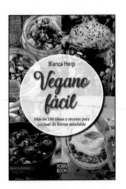

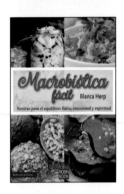

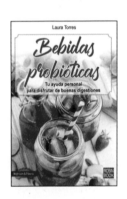

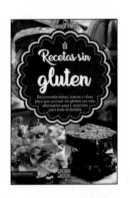

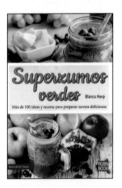

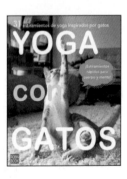

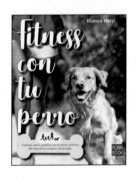

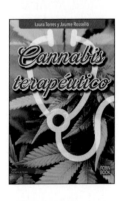